Samiksha Sharma
Vikas Jindal
Amit Goel

SUTUROS - um remédio temporário, mas uma reparação permanente

Samiksha Sharma
Vikas Jindal
Amit Goel

SUTUROS - um remédio temporário, mas uma reparação permanente

Suturar um feito indiscutível no domínio da medicina cirúrgica, promovendo a reparação de tecidos através de novos avanços.

ScienciaScripts

Imprint

Any brand names and product names mentioned in this book are subject to trademark, brand or patent protection and are trademarks or registered trademarks of their respective holders. The use of brand names, product names, common names, trade names, product descriptions etc. even without a particular marking in this work is in no way to be construed to mean that such names may be regarded as unrestricted in respect of trademark and brand protection legislation and could thus be used by anyone.

Cover image: www.ingimage.com

This book is a translation from the original published under ISBN 978-620-3-86073-3.

Publisher:
Sciencia Scripts
is a trademark of
Dodo Books Indian Ocean Ltd., member of the OmniScriptum S.R.L Publishing group
str. A.Russo 15, of. 61, Chisinau-2068, Republic of Moldova Europe
Printed at: see last page
ISBN: 978-620-3-69731-5

INTRODUÇÃO

A cirurgia periodontal compreende a criação de uma ferida e requer o seu encerramento para permitir a cicatrização e alcançar o objectivo cirúrgico. [1]Suturar, que é o procedimento final de uma cirurgia, é utilizado para recolocar o tecido incisado, para controlar a hemorragia e para permitir a cicatrização por intenção primária. [2]

A sutura indica o acto cirúrgico que permite aproximar os bordos da ferida, segurando unidos até ao curso da cura conferirá a força intrínseca adequada para se manter, sem a necessidade de um suporte mecânico. [3] Além disso, a sutura cirúrgica, isola o centro de cicatrização, estimula o processo de cicatrização, controla a hemostasia e estabiliza os tecidos na posição tratada. Protege a ferida de qualquer infecção externa e aumenta o conforto do paciente. Por este motivo, embora represente a fase decisiva de um procedimento cirúrgico, não é menos imperativo. [4]

A sutura é bem definida como a ligação de tecidos incisos por meio de agulha e linha, de modo a que os tecidos se liguem e cicatrizem. O fio utilizado na sutura é um material de sutura especializado. [5]

Uma sutura é um dispositivo biomaterial, natural ou sintético, utilizado para ligar vasos sanguíneos e tecidos aproximados. [6] O termo "sutura" define qualquer componente do material utilizado para ligar (ligar) vasos sanguíneos ou tecidos aproximados (aproximar). [7] Uma sutura é um material usado para fechar uma ferida cirúrgica ou traumática usando pontos. A acção ou método de unir uma ferida, seja cirúrgica ou acidental, através de sutura. [8]

O principal objectivo da sutura dentária é a colocação e fixação de retalhos cirúrgicos para encorajar a cura ideal. Uma vez usadas com precisão, as suturas cirúrgicas devem manter as extremidades das abas em posição até que a ferida tenha sido restaurada o suficiente para suportar traumas funcionais normais. Quando o procedimento de sutura adequado é utilizado com o tipo e diâmetro de fio adequados, a tensão é posicionada nas margens da ferida, seguindo-se posteriormente a cicatrização com intenção primária. [7]

Os objectivos da cessação da ferida incluem a obliteração do espaço morto, distribuição uniforme da tensão ao longo de linhas de sutura profundas, e também manutenção da resistência à tracção através da ferida até que a resistência à tracção do tecido seja suficiente. [6]

A aposição precisa de retalhos cirúrgicos é importante para o conforto do paciente, hemostasia, redução do tamanho da ferida a ser restaurada, e evitar danos ósseos desnecessários. Se as margens da ferida cirúrgica não forem correctamente aproximadas, consequentemente inadequada, a hemostasia é atingida e o sangue e o soro podem acumular-se sob a aba, adiando o procedimento de cicatrização através da separação da aba do osso subjacente. [9]

Durante a parte de encerramento da reabilitação cirúrgica periodontal conservadora, a habilidade de sutura permite o posicionamento preciso dos retalhos mucoperiosteais. Por exemplo, certas técnicas cirúrgicas, tais como um novo procedimento de fixação excisional (ENAP) e um procedimento de retalho Widman modificado, ditam que os retalhos cirúrgicos sejam reposicionados no seu local original.

Por outro lado, outras técnicas periodontais requerem que os retalhos cirúrgicos sejam posicionados num sítio apical, coronal ou lateral, dependendo do objectivo cirúrgico específico da técnica a ser atingida. [10]

Numerosas características que fazem da sutura um fenómeno diferente na odontologia quando comparada com a sutura de outras partes do corpo compreendem o tipo de tecidos envolvidos, a presença constante de saliva, a elevada vascularidade dos tecidos também as funções associadas à fala, mastigação, bem como a deglutição. As suturas pertinentes requerem características físicas e propriedades específicas, tais como boa resistência à tracção, estabilidade dimensional, escassez de memória, segurança dos nós, também flexibilidade suficiente para evitar lesões na mucosa oral. A resistência para além da aderência do tecido suturado intensifica-se ao longo do período, e os investigadores observaram que um aumento substancial da resistência da aba é atingido entre 1 e 2 semanas. A insuficiência na resistência do material de sutura pode causar a ruptura precoce da sutura, levando a uma má adaptação dos retalhos cirúrgicos e levando à cicatrização dos tecidos por meio de intenção secundária. [11]

Nas técnicas de plástico periodontal, cosmética e reconstrutiva, a selecção do procedimento de sutura adequado, tipo de fio, diâmetro do fio, agulha cirúrgica, e utilização do nó cirúrgico adequado utilizado para cada material de fio respectivo escolhido são totalmente essenciais na obtenção da cicatrização ideal da ferida quando os tecidos são revestidos sobre tecido duro e/ou mole, material autólogo ou aloenxerto, e/ou sobre membranas regenerativas. Além disso, a perícia e habilidade precisa da sutura é vital para a obtenção de todas as abordagens cirúrgicas. [9]

A compreensão do cirurgião sobre as características físicas do material de sutura é essencial. Como as necessidades de manutenção da ferida variam com os factores do paciente, a natureza do processo, e o tipo de tecido envolvido, o cirurgião seleccionará o material de sutura que manterá a sua força até que a ferida restaure o suficiente para suportar a tensão por si só. [7]

Vários materiais foram experimentados e confirmados nos diferentes domínios cirúrgicos. Estes materiais encontraram finalmente o seu lugar no campo da odontologia/ periodontia. A partir de agora, nesta dissertação de biblioteca iremos discutir sobre diversos tipos de materiais de sutura também técnicas de sutura utilizadas na arena da periodontia.

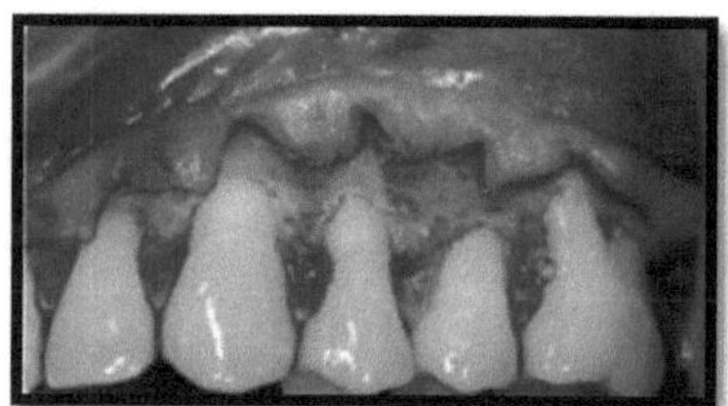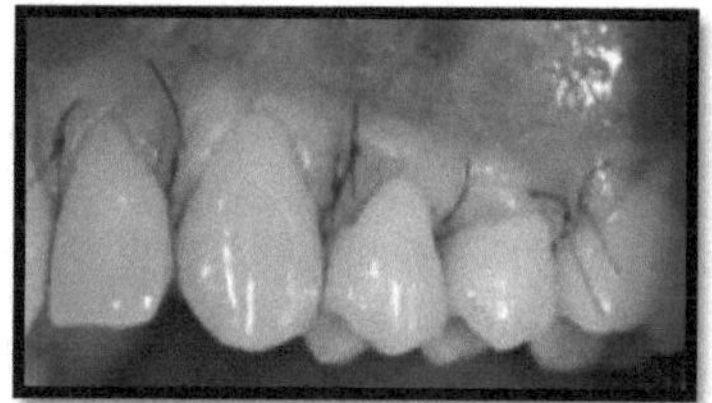

Figura. 1 Aproximação dos bordos da ferida cirúrgica através de uma sutura.

A HISTÓRIA E A EVOLUÇÃO

Antigüidade

Foram concebidas algures entre 50.000 e 30.000 a.C. agulhas oculares, e em 20.000 a.C., as agulhas de osso adequavam-se ao padrão que não foi melhorado até à Renascença. É equitativo assumir que estas agulhas foram usadas para costurar feridas. [12]

As pessoas primitivas no início de eras mais contemporâneas dão ilustrações de como era feita a cirurgia precoce. Os nativos americanos usavam cautério e as comunidades da África Oriental ligavam os vasos sanguíneos por meio de tendões e feridas fechadas por espinhos de acácia empurrados através da ferida com tiras de folhas em torno das duas extremidades salientes numa figura oito. Uma técnica sul-americana de fechamento de feridas pratica grandes formigas negras para morder as extremidades da ferida, com as suas poderosas mandíbulas agindo como clipes de Michel. Os corpos seriam então torcidos, deixando a cabeça no local para manter a ferida fechada. [13]

Os materiais de sutura sintética utilizados actualmente são o resultado da prática cirúrgica de cerca de 3000 anos a.C. (Antes da Era Comum). Anteriormente os egípcios suturaram utilizando fibras vegetais, cabelo, tendões e fios de lã, todos os quais foram encontrados em restos desidratados. [13]

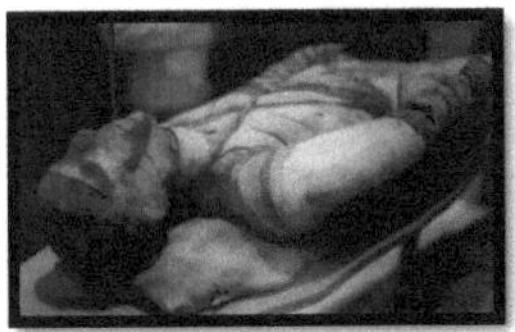

Figura. 2 Restos mumificados

Edwin Smith (1822-1906) revelou um papiro (uma medula de planta de papiro particularmente quando preparada em tiras e prensa num material para escrever) de conhecimentos médicos, um rolo com mais de 15 pés com mais de 500 linhas de texto e 48 ilustrações de gestão médica de trauma, categorizadas em

1600 A.C. A sutura é citada em numerosos dos 48 casos descritos em pormenor no papiro. [14]

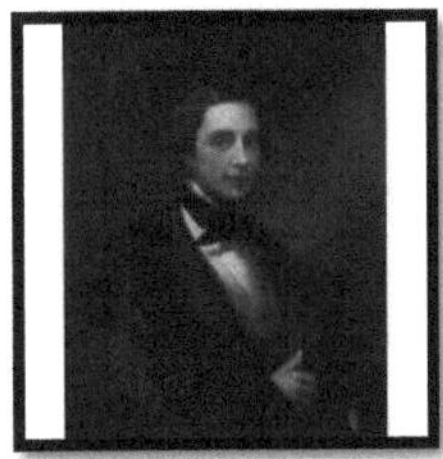

Figura. 3 Edwin Smith

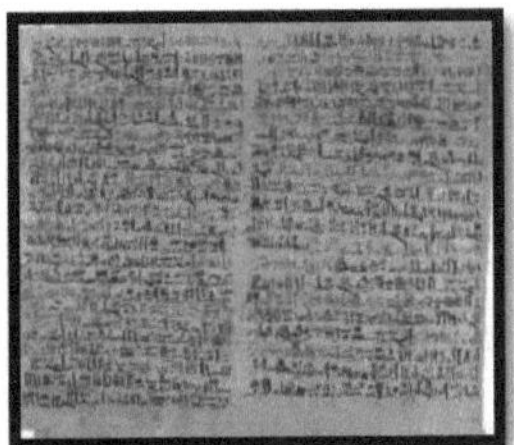

Figure . 4 Papiro de medicina

O primeiro documento reconhecido que discute especialmente os métodos de sutura é o Samhita, escrito pelo cirurgião indiano Susruta, em 500 a.C. [15] Susruta sugeriu a irrigação de material estranho da ferida, e depois "Grandes formigas negras devem ser aplicadas nas bordas da ferida e os seus corpos devem depois ser cortados das suas cabeças, mais tarde estas morderam firmemente a parte através das suas mandíbulas". [16] Susruta descreveu também o uso de fio de laço feito de intestino delgado de ovelha como sutura para rinoplastia, amigdalectomia, amputação, bem como para reparação de fístulas anais. O método para fazer cordas de arco utilizadas para instrumentos musicais foi denominado 'kitgat', denotando corda de violino. A partir deste termo originou-se o 'catgut'. [15]

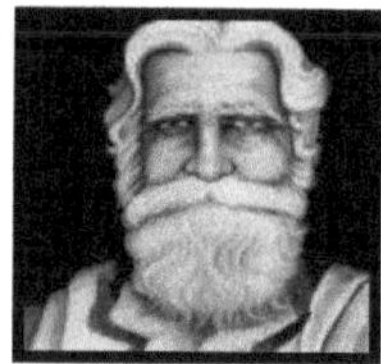

Figura. 5 cirurgião indiano Susruta

Começando em 300 a.C., Hipócrates bem como os seus discípulos na Grécia antiga contribuíram tanto para os aspectos cirúrgicos como para os aspectos médicos da disciplina. Eles notaram que as feridas eram conhecidas por curar rapidamente e bem se os bordos fossem mantidos aproximados. Apresentou as ligaduras como meio de hemostasia no lugar do cautério.

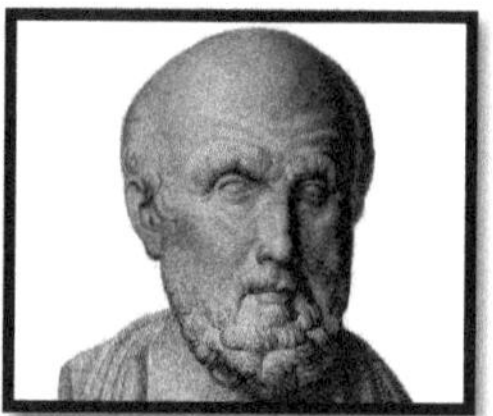

Figura. 6 Hipócrates

O jornalista e professor médico romano, Aurelius Cornelius Celsus (25 BCE-50 CE),escreveu o oito-volume De Re Medicina em cerca de 50 CE no qual descreveu o uso de sutura entrançada.17

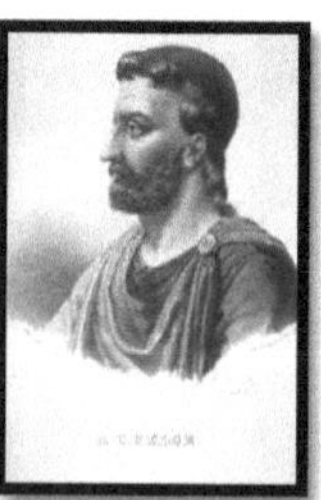

Figura. 7 Celsus

Anteriormente, Galen de Pergamon (131-211 d.C.) foi o primeiro a descrever a prática do fio de tripa como material de sutura para suturar tendões desprendidos em gladiadores. [18] Tal como Celsus e Hipócrates, Galen sugeriu a irrigação abundante de feridas através de vinho diluído e depois o fecho da ferida através de suturas. Galen também recomendou a utilização de sutura de seda quando esta fosse obtida. O conhecimento de Galen continuou durante séculos após a sua morte. Rhazes (850-923 d.C.), médico, em Bagdade, continuou a prática de cordas de alaúde de catgut destinadas à reparação da parede abdominal. Para os seus pacientes, ele também usou sutura de pêlo de cavalo, uma prática que continuou por eras. [19]

Avicenna (980-1037 AD) do Irão, notou a rápida dissolução das suturas na existência de qualquer contaminação durante a reparação da fístula anal. Descreveu uma sutura de monofilamento natural, cerdas de porco, em The Canon of Medicine. [20]

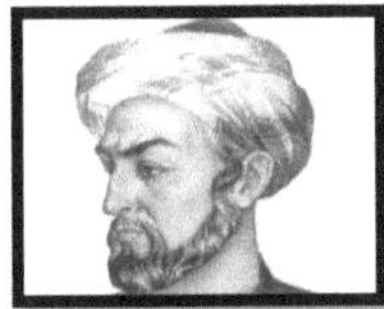

Figura. 8 Avicena

Séculos XVI a XVIII

A era dos séculos XVI a XVIII assistiu a mudanças insignificantes nos materiais, embora a discussão sobre as técnicas de sutura de assepsia também tenha contribuído para a disciplina. Ambroise Paré (1510-1590 d.C.), um francês, usou tiras de linho fino e seda para ligaduras vasculares.

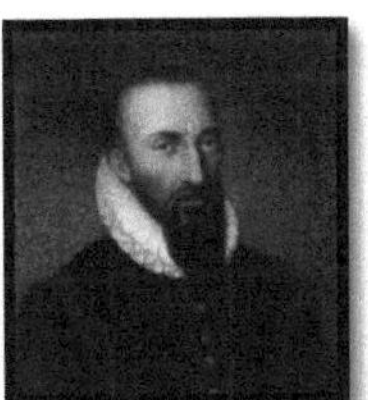

Figura. 9 Ambroise Paré

Até agora pouco se sabia sobre as propriedades de absorção do material de sutura até que o médico americano Philip Syng Physick (1768-1837) notou que os fluidos que escapavam de uma ferida de couro dissolvido, e ele acreditava que as ligaduras que se dissolviam podiam ser úteis. [21] Físico utilizado, bem como suturas crómicas promovidas. Os catálogos cirúrgicos do século XIX comercializariam mais tarde suturas absorvíveis feitas de "tendões de boi, alce, rena, etc., além das caudas de coelhos, gambás, cangurus e baleia". [22]

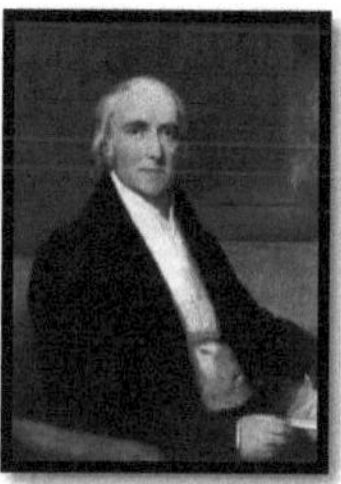

Figura. 10 Philip Syng Physick

Em 1858, James Marion Sims descreveu pela primeira vez a utilização de fio de prata no Discurso de Aniversário à Academia de Medicina de Nova Iorque. [23]

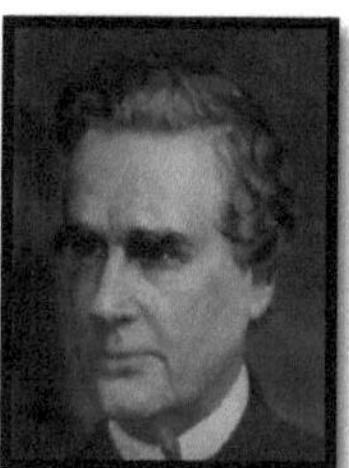

Figura. 11 James Marion Sims

A sutura de prata foi utilizada para fechar tecidos sob tensão, para campos cirúrgicos que foram injectados, bem como para as fístulas. Foram necessários vários aparelhos especiais para torcer também o fio de prata como o torcedor de fio de Dawson mais o torcedor de fio de Charrier.

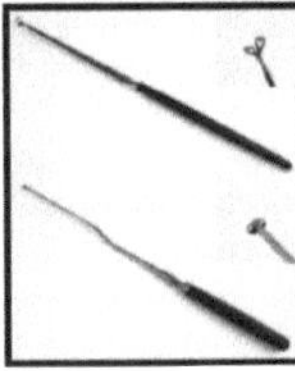

Figura. 12 Torcedor de arame de Dawson (em cima) e torcedor de arame de Charriere (em baixo)

Em 1867, um avanço para a cirurgia foi anunciado pela revista de Lord Joseph Lister intitulada The Antiseptic System: Sobre um Novo Método de Tratamento de Fractura Composta, Abscesso, etc., com observações sobre as condições de Supuração. [24] No início deste período, as suturas foram deixadas longas por meio de "as extremidades deixadas de fora da ferida". [23]

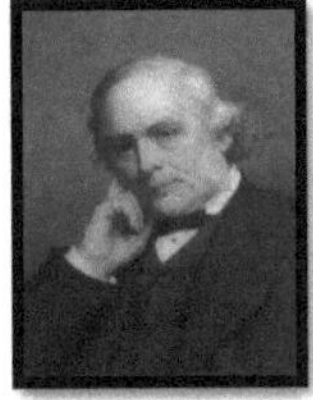

Figura. 13 Lord Joseph Lister's

Em 1867, ilustrou 'A cura ocorreu privada de qualquer supuração, também por ausência significativa de inflamação ou ternura', uma vez que o material foi cuidadosamente deixado in situ com as extremidades cortadas. [24] Lister limpou material de sutura, ferramentas, materiais de curativos, também as lacerações por meio de ácido carbólico.

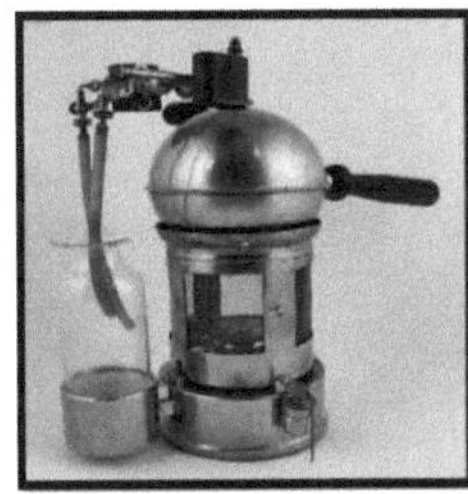

Figura. 14 Gerador de ácido carbólico

A 12 de Agosto de 1865 Joseph Lister, utilizando a sua técnica anti-séptica, que demonstrou numa fractura composta pelo uso de ácido carbólico na sutura, na ferida, bem como nos seus curativos.

Além disso, iniciou uma alteração essencial na preparação dos materiais de sutura ao embeber catgut numa solução contendo ácido carbólico em cinco partes de azeite, utilizando uma quantidade muito menor de água difundida através dele. Não ficou satisfeito com os potenciais de manipulação do catgut, propôs o catgut crómico em 1881,[25,26]

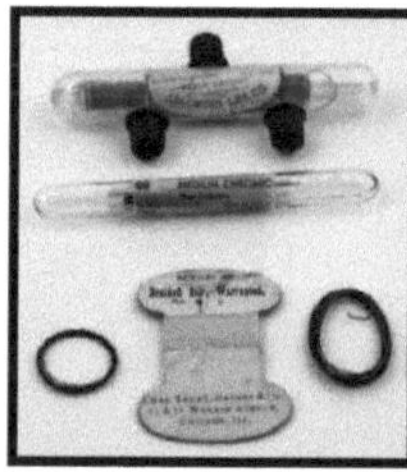

Figura. 15 Lister introduziu a sutura asséptica (seda embebida em carboleína) em 1869, seguida pelo catgut crómico (preparado a partir de intestino de ovelha e tratado com 5% de ácido crómico) muitos anos mais tarde

Suturas contemporâneas

Por volta de 1900 o negócio das salsichas era firmemente reconhecido na Alemanha devido à utilização de intestinos de ovelha na sua indústria de salsichas. [1] O catgut existia como material de sutura absorvível essencial nos anos 30, embora os médicos utilizassem seda e algodão quando era necessário um material inabsorvível. [25, 26]

Com a chegada da Primeira Guerra Mundial, a Grã-Bretanha ficou com poucos ou nenhuns negócios de catgut. George Merson assumiu a produção comercializável deste material. Por volta deste período, Merson começou a comercializar suturas de agulha sem olhos, onde num fio de material de sutura se adere ao rabo da agulha. Estes produtos patenteados eram conhecidos como "Mersutures" e reduziam significativamente a deterioração do tecido produzida ao puxar através de um cordão duplo de material. [12]Em 1960, a descontaminação por irradiação por meio de um isótopo de Cobalto 60 foi introduzida, permitindo que as suturas fossem seladas na sua embalagem final e depois esterilizadas, erradicando assim as ameaças e dificuldades das transferências assépticas. [12] A padronização no tamanho das suturas foi introduzida pela Farmacopeia dos Estados Unidos em 1937. Nos anos 60, os químicos estabeleceram mais de 40 novos polímeros sintéticos absorvíveis compreendendo ácido poliglicólico, bem como ácido poliláctico. [25, 26] O comércio de suturas foi ampliado devido à publicidade e numerosos contratos para os militares dos Estados Unidos na Segunda Guerra Mundial. [25, 26]

A US Food and Drug Administration (FDA) começou a precisar da aprovação de material de sutura novo nos anos 70. Hoje em dia, G. F. Merson tornou-se Ethicon Ltd., e de todo o material de sutura fabricado, o catgut suporta aproximadamente metade de todas as suturas bem como ligaduras, sendo o resto principalmente não absorvível, por exemplo seda, linho, fio de aço também sintético como poliéster, nylon, além do polipropileno recentemente industrializado. Há alguns anos atrás foi apresentada uma sutura de colagénio absorvível re-formada e nos anos 70 uma empresa de suturas promoveu a primeira sutura sintética absorvível. [12]

Com base nestes desenvolvimentos materiais acima mencionados, a sutura está actualmente a tornar-se destinada a várias técnicas e subespecialidades. Existem várias novas melhorias para suturas que incluem uma sutura farpada destinada ao fechamento de feridas e anastomose desprovida do necessário para um nó de sutura convencional. Uma sutura pode ser aplicada em vários aparelhos de captura de suturas. A cobertura da sutura está demasiado medicada com antibióticos, de modo a evitar qualquer contaminação do local cirúrgico. Os inovadores continuam a desenvolver uma variedade de produtos de sutura destinados à prática em várias aplicações cirúrgicas especializadas, bem como medicamente significativas. Os 80 anos anteriores notaram desenvolvimentos em materiais naturais com o crescimento de suturas sintéticas que são construídas à medida para uma estrutura anatómica específica, para além de

funcionarem. [27]

DIRECTRIZES E PRINCÍPIOS DE SUTURA [28, 29]

1. As suturas são geralmente posicionadas distalmente ao último dente, bem como em cada
espaço interproximal.

2. As suturas devem ser sempre inseridas primeiro através da aba de tecido mais móvel.

3. Uma agulha na forma circular deve ser utilizada devido ao espaço limitado na boca.

4. Com a ajuda de porta-agulhas, as agulhas de sutura devem ser agarradas.

5. A agulha de sutura precisa de ser inserida e depois puxada através do tecido em linha com o
círculo.

6. A agarração da agulha de sutura deve estar a 2/3 da ponta, utilizando o porta-agulhas.

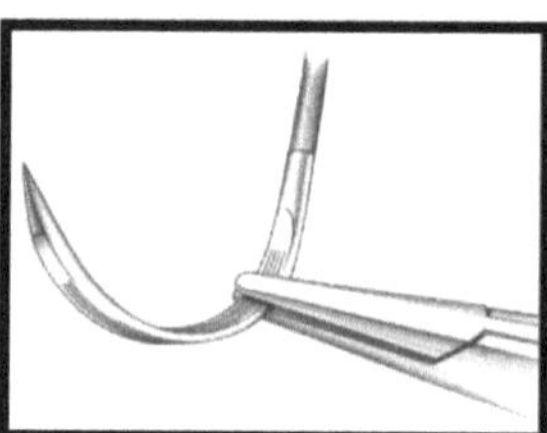

Figura. 16 Agarrar a agulha de sutura na posição correcta

7. O ombro da agulha tem de ser posicionado a poucos mm da ponta do porta-agulhas.

8. A agulha não precisa de ser agarrada à articulação da agulha e a sutura é suturada.

9. A agulha deve entrar em ângulos rectos, ao penetrar através dos tecidos.

10. No decurso da sutura de vários níveis de tecido, deve ser mantida em consideração a sutura

do periósteo ao periósteo também tecido ao tecido.

11. A sutura deve ser puxada para fixar a aba com firmeza suficiente, no lugar sem dificultar o

fornecimento de sangue da aba.

12. Ao amarrar uma sutura, as abas não devem ser branqueadas.

13. A colocação das suturas não deve estar a menos de 2 mm a 3 mm da borda da aba, a fim de evitar o rasgamento através da aba.

14. A agarração da agulha tem de ser aproximadamente 1/3 da distância do olho e 2/3 quando considerada a partir do ponto.

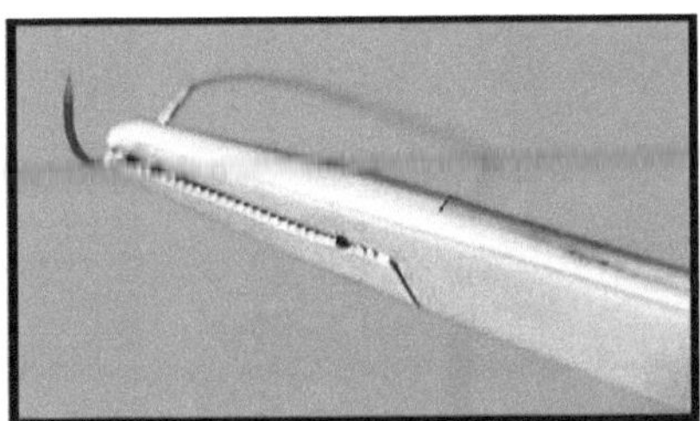
Figura. 17 Agulha de sutura é agarrada

15. A agulha tem de entrar nos tecidos perpendicularmente à superfície do tecido.

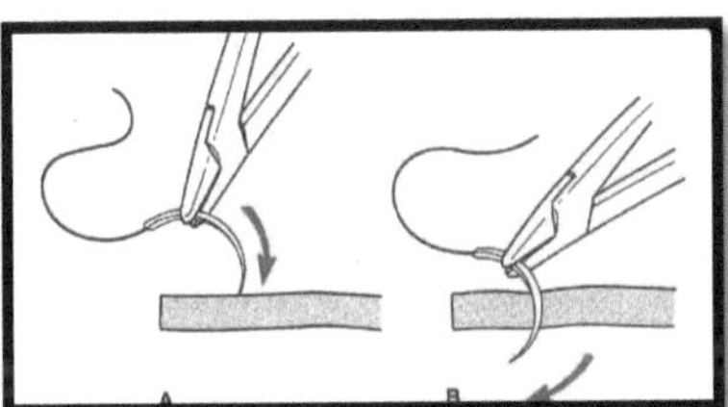
Figura. 18 Agulha de entrada nos tecidos

16. A passagem da agulha deve ser feita através dos tecidos ao longo da sua curva.

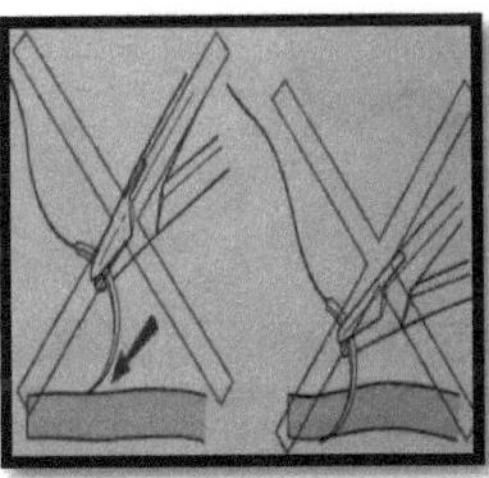
Figura. 19 Passagem da agulha através dos tecidos

17. A passagem da sutura tem de ser a uma profundidade igual, bem como a uma distância igual

da incisão em ambos os lados.

18. Em ângulos rectos, a agulha deve entrar nos tecidos também não menos de 2 a 3 mm a partir da incisão. A sua colocação deve ser no espaço interdental sob a base de um triângulo imaginário na papila. [30]

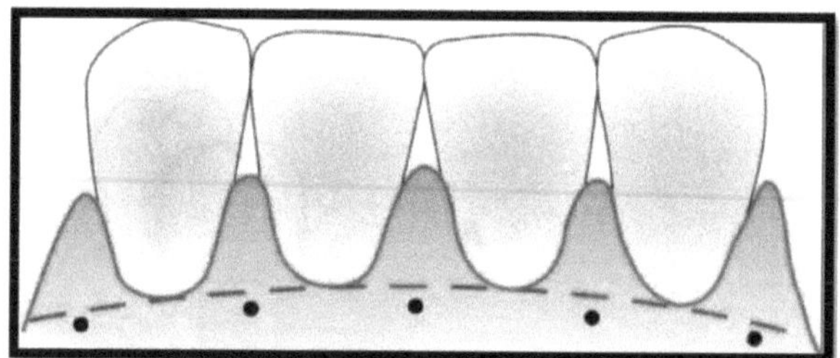

Figura. 20 Ponto de entrada da agulha.

19. O local das suturas para o fecho da aba palatina é influenciado pela quantidade de elevação da aba que tem sido feita. A aba é distribuída em quatro quadrantes. Caso a elevação da aba seja ligeira ou moderada, as suturas podem ser suturadas no quadrante mais próximo dos dentes. Se a elevação da aba for extensa, as suturas precisam de ser posicionadas nos quadrantes centrais do palato. [31]

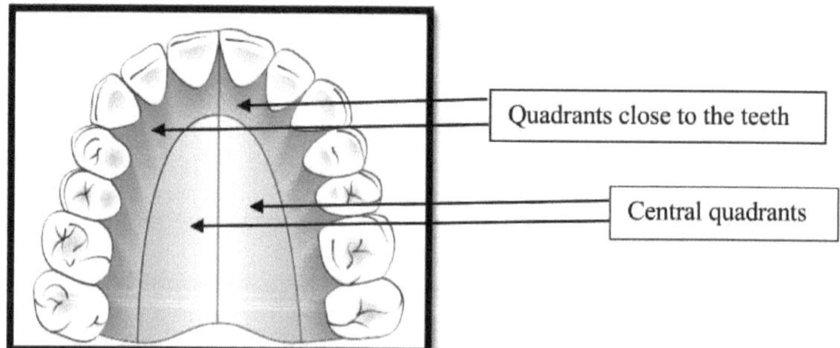

Figura. 21 Entrada de agulha no paladar.

20. A passagem da agulha é sempre do tecido móvel para o tecido fixo.

21. A agulha deve sempre passar através do tecido mais fino em direcção ao tecido mais grosso.

22. A agulha deve sempre fazer com que a sua passagem forme o tecido mais profundo em direcção ao tecido superficial.

23. Os tecidos não precisam de ser fechados sob tensão. Antes da sutura, o enfraquecimento dos tecidos deve ser feito neste tipo de casos.

24. A sutura deve ser atada simplesmente para aproximar os tecidos, não em caso algum para branquear.

25. O nó nunca deve, em caso algum, ficar sobre a linha de incisão.

26.Para que as suturas das margens da ferida sejam sempre suturadas a uma profundidade maior do que a distância da incisão.

27. As suturas intra orais são removidas em 7 dias, contudo, se houver qualquer tensão durante a sutura, as suturas podem ser retidas por 10 dias.

Objectivos de Suturar [10]

Uma sutura cirúrgica é considerada para aproximar as superfícies cortadas adjacentes ou pode comprimir os vasos sanguíneos de modo a parar a hemorragia. A sutura é realizada de modo a :

1. Por outro lado, produzir tensão suficiente de fechamento da ferida sem qualquer espaço morto , por outro lado, solta o suficiente para evitar a isquemia dos tecidos também a necrose.

2. Manter hemostasia.

3. Permitir a cura por intenção primária.

4. Fornecer apoio adequado às margens do tecido até que estas tenham sido suficientemente restabelecidas e o apoio já não seja necessário.

5. Diminuir a dor no pós-operatório.

6. Prevenir a exposição do osso que resulta em reabsorção desnecessária da cura.

7. Permitir a colocação precisa da aba.

MATERIAIS DE SUTURA ESPECÍFICOS

A) SUTURAS DE MONOFILAMENTO NATURAIS ABSORVÍVEIS

1. Pança Cirúrgica

a) Pança simples

b) Pança Crómica

O intestino cirúrgico é um tipo de material de sutura que é naturalmente absorvível. O intestino cirúrgico absorvível é ainda categorizado como **simples ou crómico**. Ambas as categorias são compostas por cordões processados que são de colagénio altamente purificado. A proporção de colagénio na sutura governa a sua resistência à tracção, bem como a sua capacidade de ser absorvido pelo corpo desprovido de qualquer reacção adversa. Os materiais não colagénicos têm a capacidade de provocar a reacção que vai desde a irritação até à não aceitação da sutura. Se a pureza do colagénio for maior, em todo o comprimento do cordão, está presente a menor quantidade de material estranho que pode ser introduzido na ferida. O fabrico de suturas intestinais cirúrgicas varia entre 97% e 98% de fitas de colagénio purificadas. A taxa de absorção do intestino cirúrgico é determinada através do tipo de intestino que é utilizado, do tipo e do estado do tecido envolvido, bem como do estado geral de saúde do paciente. O intestino cirúrgico pode eventualmente ser utilizado na existência de qualquer contaminação, mesmo que possa ser absorvido mais rapidamente nesta condição.

O **intestino cirúrgico simples** é rapidamente absorvido. A resistência à tracção é mantida por apenas 7 a 10 dias após a implantação, além disso, a absorção é completa dentro de 70 dias. O cirurgião pode decidir utilizar intestino liso nos tecidos que restabelecem rapidamente também necessitam de apoio mínimo (por exemplo, ligadura dos vasos sanguíneos superficiais, bem como sutura do tecido adiposo subcutâneo).O intestino cirúrgico simples quando tratado termicamente estimula a perda de resistência à tracção também a sua absorção. Este intestino cirúrgico de absorção rápida pode ser utilizado principalmente para suturas epidérmicas onde as suturas são necessárias simplesmente durante 5 a 7 dias. A resistência à tracção nestas suturas é inferior ao intestino cirúrgico liso do tamanho comparável do P.E.U. O intestino liso de absorção rápida não deve ser utilizado internamente.

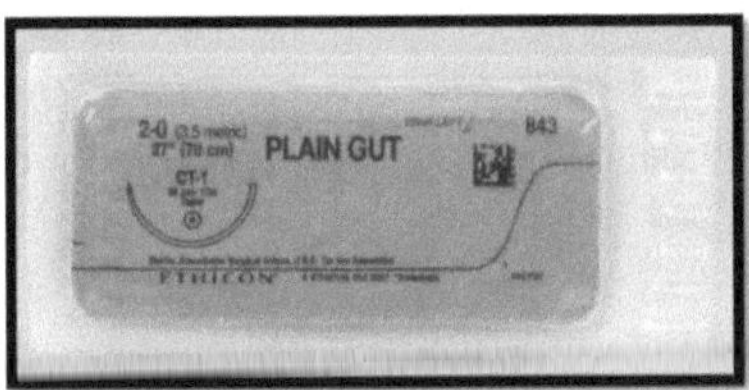

Figura. 25 Sutura de intestino liso

O **intestino crómico** é tratado utilizando uma solução de sal crómico de modo a resistir às enzimas corporais, prolongando o período de absorção ao longo de 90 dias. O método CHROMICIZING mergulha sistematicamente as fitas de colagénio não contaminadas numa solução de curtimento de crómio tamponado antes de rodar em fios. Depois de rodar, a secção transversal completa do cordão é uniformemente cromicizada. O procedimento altera a coloração do intestino cirúrgico que vai do amarelo-bronzeado ao castanho. As suturas intestinais crómicas minimizam a irritação do tecido, levando a uma menor quantidade de reacção do que o intestino cirúrgico simples durante as fases iniciais da restauração da ferida. A resistência à tracção pode possivelmente ser retida por 10 a 14 dias, por meio de alguma resistência mensurável remanescente por até 21 dias.

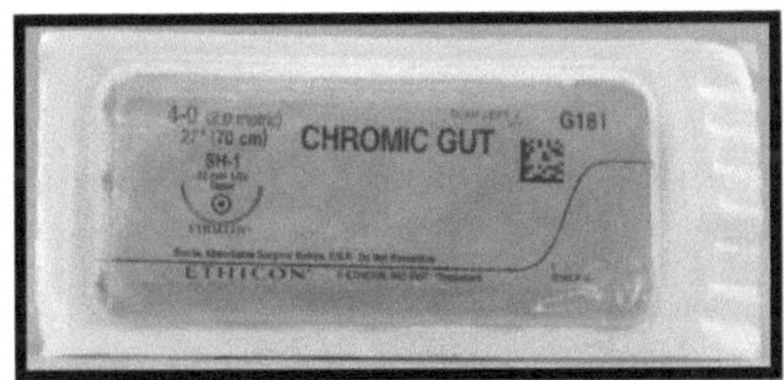

Figura. 26 Sutura intestinal crómica

2. SUTURAS DE COLAGÉNIO

As suturas de colagénio que são re-formadas são obtidas através da moagem do colagénio nativo dos ligamentos flexores profundos do gado, sendo depois acidificado para produzir um gel e expelido para um banho de desidratação que é neutralizado. Ainda que este material tenha sido elogiado por ter algumas características físicas adicionais idênticas às do intestino, é submetido a uma absorção prematura. [36] As suturas de colagénio que são re-formadas não são amplamente utilizadas. A degradação prossegue constantemente desde a superfície da fibra até ao seu núcleo. A hidrólise enzimática é diferente da hidrólise não enzimática, que também é ácida resultando numa degradação quase homogénea em toda a secção transversal da fibra, desde o início da reacção de hidrólise. [37]

3. MEMBRANA ÁGIL

Um fino pedaço de tecido que é obtido a partir do ceco do boi explicitamente a partir da camada sub-mucosa é a membrana ágil. É principalmente utilizada para evitar aderências em procedimentos cirúrgicos abdominais, para destacar as ligaduras e em ressecções submucosas de modo a cobrir o material de embalagem.

4. TENDÃO CANGURU

Foi conseguido a partir da cauda individual de pequenos cangurus, precisamente a partir dos seus tendões. Comprimento variando de 10 polegadas a 18 polegadas. Este era o único material de sutura existente no passado que tinha uma grande resistência à tracção adicional ao categute que no passado era considerado como tendo alguma utilidade. [38]

5. FASCIA LATA

É adquirido a partir dos músculos da coxa dos bovinos para carne e também pode ser alcançado a partir da coxa dos pacientes. No entanto, não é utilizado com frequência hoje em dia e é substituído por suturas sintéticas que não são absorvíveis. [38]

B) SUTURAS DE MONOFILAMIDA ABSORVÍVEIS SINTÉTICAS

As suturas absorvíveis sintéticas são as suturas que foram utilizadas de modo a recuperar os problemas que normalmente podem ser observados com o intestino crómico natural, bem como com o colagénio crómico natural, precisamente, antigenicidade das suturas, reacção com o tecido e taxas de absorção incertas . As suturas sintéticas absorvíveis são bem pensadas como as suturas principais destinadas a uma grande variedade de aplicações.

1. SUTURA MONOCRYL (POLIGLECAPRONE 25)

Estas são as suturas de monofilamento com características como uma maior maleabilidade para uma fácil gestão e amarração. É ainda composto por um copolímero de glicolide bem como de epsilon-caprolactona, é efectivamente inerte em tecido mole com boa taxa de absorção. No caso de procedimentos cirúrgicos que necessitam inicialmente de grande resistência à tracção, o especialista pode favorecer suturas de MONOCRYL que diminuem gradualmente ao longo de 2 semanas de pós-operatório. A sutura monocrílica pode ser obtida tanto como tingida (violeta) como não tingida (natural). As suturas monocrílicas que são tingidas retêm cerca de 60% a 70% da sua nova resistência aos 7 dias após a implantação, diminuindo ainda mais para 30% a 40% aos 14 dias, com uma perda total da resistência original de 28 dias. Aos 7 dias, as suturas Monocryl que não são tingidas retêm quase 50% a 60% da sua força original, e cerca de 20% a 30% aos 14 dias após a implantação. Toda a força de tracção original da sutura Monocryl não tingida desaparece por 21 dias após a implantação. Com 91 a 119 dias, a absorção está praticamente terminada.

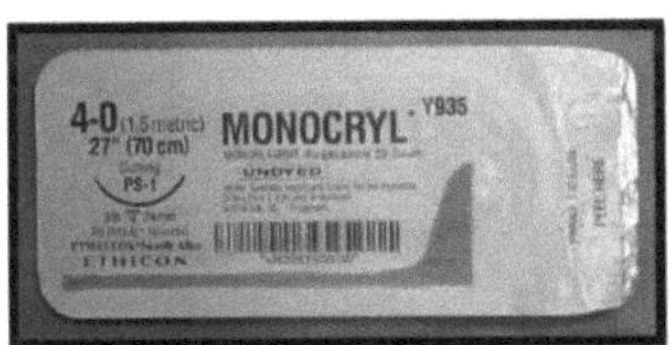

Figura. 27 Sutura monocrílica

2. POLIDIOXANONA (PDS II) SUTURA

Consiste principalmente no poliéster poliéster (p-dioxanona), este monofilamento caracteriza um avanço substancial nas opções de sutura. Também coalesce as propriedades de construção suave, flexível, monofilamento com capacidade de absorção e suporte prolongado da ferida durante cerca de 6 semanas. Produz apenas uma reacção de tecido que é bastante insignificante. Além disso, apresentam uma pequena afinidade por micróbios. O material acima mencionado é compatível para a aproximação de tecidos moles de vários tipos, incluindo procedimentos ortopédicos, ginecológicos, pediátricos cardiovasculares, digestivos, oftalmológicos, plásticos e cirúrgicos do cólon. À semelhança de outras suturas sintéticas que são absorvíveis, as suturas PDS II são as que são absorvidas in vivo por hidrólise. Cerca de 70% da resistência total à tracção persiste durante quase 2 semanas de pós-implantação, com 4 semanas é quase 50%, e com 6 semanas cerca de 25%. A taxa de absorção é mínima até cerca do 90º dia de pós-operatório e completa principalmente cerca de 6 meses. A segurança e eficácia das suturas PDS II em várias arenas como tecido neural, microcirurgia, e tecido cardiovascular adulto ainda não foram alcançadas. As suturas de PDS II são apresentadas como claras ou tingidas de violeta, de modo a aumentar a visibilida

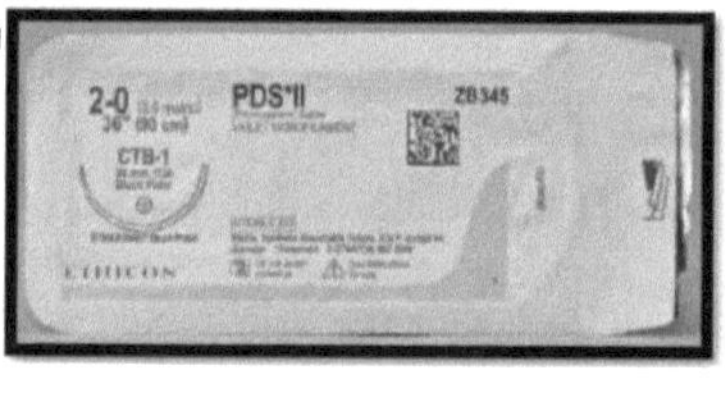

Figura. 28 Sutura PDS II

3. POLIGLICONATO (MAXON)

É o copolímero composto de ácido glicólico mais o trimetileno. É considerado como monofilamento na sua natureza e é absorvido através de hidrólise que começa no dia 60 e é concluído no dia 180. Também contém a resistência à tracção durante mais 21 dias. A meia-vida da resistência à ruptura é considerada como sendo de cerca de 28 dias com melhores características de manuseamento, bem como a melhor segurança de nó entre todas as suturas absorvíveis de monofilamento que são sintéticas. Para a reparação de tendões é considerada superior tanto ao nylon como ao polibutester. [34]

4. ÁCIDO POLIGLICÓLICO (DEXON)

Estas são as suturas com estrutura trançada e são sintetizadas a partir de ácido glicólico. É absorvido através de hidrólise dentro de 100 a 120 dias. A sua resistência à tracção perde-se em 33% em 7 dias de implantação e cerca de 80% em 14 dias após a implantação. É normalmente utilizado em feridas limpas e adulteradas. Tem maior resistência à tracção em comparação com as suturas de categute, bem como características superiores de manuseamento de suturas. Tem potenciais desvantagens como, por exemplo, a segurança deficiente dos nós, a estabilidade deficiente em ambientes alcalinos. [34]

C. SUTURAS SINTÉTICAS NÃO ABSORVÍVEIS DE MONOFILAMENTO

1. SUTURA DE POLIAMIDA

As **suturas de poliamida** polímero **Nylon** são obtidas através de síntese química. São principalmente bem combinadas para retenção bem como para fechamento da pele devido à sua maleabilidade. Podem variar entre claro, ou tingido de verde ou preto, destinado a uma maior visibilidade. As **suturas de Nylon Ethilon** são maioritariamente extrudidas em filamentos não capilares simples ou monofilamentos categorizados por maior resistência à tracção, bem como por uma reactividade excepcionalmente baixa dos tecidos moles. A sua degradação in vivo está a uma taxa de quase 15% a 20% por ano através de hidrólise. Estas suturas de nylon monofilamento devem regressar ao seu estado original de extrusão directa (uma característica que é conhecida como "memória"). Por essa razão, são necessários lançamentos adicionais no nó para segurar firmemente o monofilamento quando comparado com as suturas de nylon trançado.

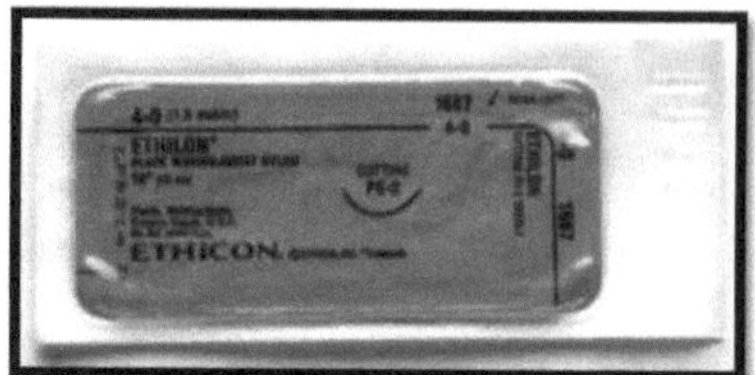

Figura. 29 Sutura de Ethilon

Em condições húmidas ou húmidas o nylon monofilamento permanece mais maleável também muito mais fácil de manusear quando comparado com o nylon seco. Uma linha substancial limitada de suturas Ethilon (tamanhos 3-0 a 6-0) são pré-molhadas ou "pliabilizadas" para utilização em casos de procedimento cirúrgico plástico cosmético. Este método melhora o manuseamento, bem como as características de amarração do nó para aproximar as suturas trançadas. As suturas de Ethilon são normalmente utilizadas em procedimentos de microcirurgia e oftalmologia em tamanhos finos precisos. Para este fim, os tamanhos 9-0 também 10-0 têm um corante preto mais forte para grande visibilidade.

2. SUTURA DE POLIPROPILENO (PROLENE)

Estes são normalmente utilizados em cirurgias cardiovasculares, gerais, plásticas, também em cirurgias ortopédicas. As suturas prolene são as que não aderem aos tecidos também são eficazes como uma sutura de arrancamento e são bastante biologicamente inertes. Nos casos em que é necessária uma reacção nominal de sutura, sugere-se a utilização de suturas prolenes, por exemplo, como em feridas adulteradas e infestadas para minimizar o desenvolvimento posterior do seio e a extrusão da sutura. São obtidas como límpidas ou tingidas de azul.

Um estereoisómero isostático cristalino é o Polipropileno que pertence a um polímero de hidrocarboneto linear, permitindo uma ligeira ou nenhuma saturação. Fabricadas por um método patenteado que aumenta a maleabilidade bem como a gestão, estas suturas de monofilamento de polipropileno não são sujeitas a enfraquecimento ou degradação por actividade enzimática dos tecidos. São altamente inertes nos tecidos e, durante períodos de tempo mais longos, verificou-se que mantêm a resistência à tracção in vivo. As suturas de polipropileno também conduzem a uma reacção insignificante dos tecidos também mantêm nós de melhor forma quando comparadas com outros materiais sintéticos monofilamentares.

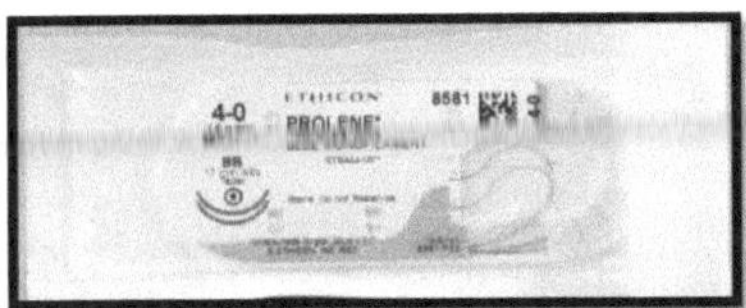

Figura. 30 Sutura Prolene

3. SUTURA DE PRONOVA POLY (HEXAFLUOROPROPYLENE-VDF)

A mistura de polímeros obtida a partir de poli (fluoreto de vinilideno) bem como de poli (fluoreto de vinilideno - cohexafluoropropileno) é a sutura não absorvível de monofilamento. Esta sutura tem uma boa resistência contra infecções e tem sido efectivamente utilizada em feridas adulteradas e infectadas para erradicar ou mais tarde minimizar o desenvolvimento sinusal e a extrusão da sutura. Além disso, a ausência de aderência do tecido permitiu que a sutura Pronova fosse utilizada como sutura de arrancamento. Para vários tipos de aproximação de tecidos moles, bem como ligadura, este material é compatível e utilizado frequentemente, incluindo a sua utilização em vários procedimentos cirúrgicos como oftalmológicos, cardiovasculares e neurológicos".

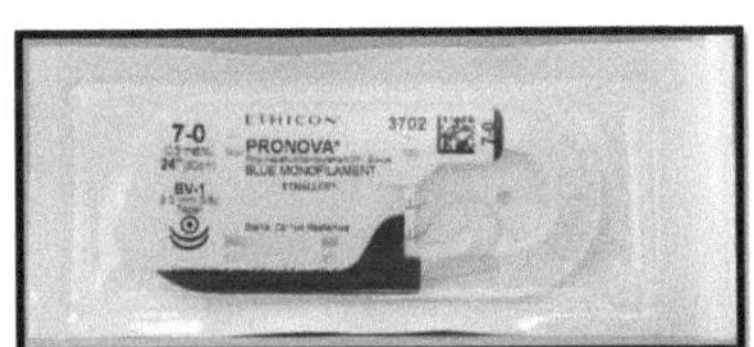

Figura. 31 Pronova Poly suture

4. AÇO INOXIDÁVEL CIRÚRGICO

As suturas cirúrgicas de aço inoxidável consistem em qualidades essenciais que compreendem a ausência de elementos letais, maleabilidade, e tamanho fino do fio. Monofilamento e multifilamento torcido, ambas as variedades têm alta resistência à tracção, com baixa reactividade dos tecidos, e mantêm um nó de forma adequada. Desde que não haja fragmentação das suturas, há uma ligeira perda de resistência à tracção nos tecidos moles. Na realização destas suturas é utilizado o sistema de liga de aço inoxidável 316L (baixo carbono) que oferece a melhor resistência do metal, consistência, maleabilidade e compatibilidade com próteses e implantes de aço inoxidável. As suturas de aço inoxidável também podem ser utilizadas em casos de fechamento do esterno, fechamento da parede abdominal, retenção, fechamento da pele e numa variedade de procedimentos ortopédicos, e em neurocirurgia.

Os inconvenientes relacionados com suturas de liga consistem em problemas de manuseamento; possivelmente também em cortar, puxar, bem como rasgar o tecido do paciente; fragmentação; dobrar, e lancetar; o que torna a sutura de aço inoxidável inútil. A torção assimétrica do fio pode levar a uma possível encurvadura, fractura do fio ou consequente fadiga do fio em condições em que são utilizados para aproximação e fixação óssea. Uma fixação inadequada do fio em tais condições permitirá o movimento do fio, dor pós-operatória do invólucro e provável deiscência. Suturas cirúrgicas de aço inoxidável devem ser evitadas quando se introduzem próteses de alguma outra liga, uma vez que podem causar uma resposta electrolítica desfavorável. Além disso, as suturas de aço inoxidável têm um risco de segurança. As luvas cirúrgicas são facilmente rasgadas quando manuseadas e podem por vezes ferir a pele do próprio médico, juntando o médico bem como o paciente em risco de vírus de imunodeficiência ou hepatite que pode eventualmente ser transmitida. Os calibres Brown e Sharpe (B & S) de 40 (diâmetro mais pequeno) - 18 (diâmetro maior) são referidos por muitos cirurgiões.

Figura. 32 Sutura Cirúrgica de Aço

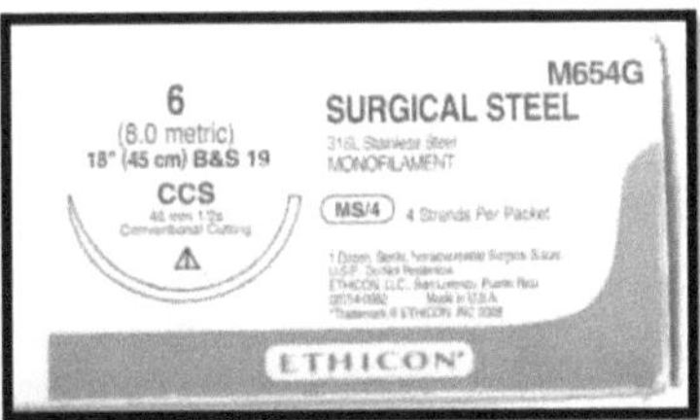

D. SUTURA SINTÉTICA MULTIFILAMENTAR ABSORVÍVEL

1. ÁCIDO POLIGLICÓLICO (DEXON):
Como mencionado acima

2. SUTURAS DE ICRYL (POLIGLACTINA 910)

Várias suturas de poliglatina disponíveis são as seguintes:

A. VICRYL (POLIGALACTINA 910)
B. VICRYL REVESTIDO (POLIGALACTINA 910)
C. RAPIDE DE VICRYL REVESTIDO
D. VICRYL REVESTIDO MAIS ANTIBACTERIANO

A. SUTURA DE VICRYL (POLIGLACTINA 910) [39]

Um co-polímero de lactato e glicolida (de ácido láctico e glicólico) é a sutura sintética absorvível. Estas duas substâncias são metabólitos naturais. A característica de repelir a água do lacto desacelera a penetração da água nos fios de sutura, retardando assim a quantidade de resistência à tracção in vivo que se perde, comparativamente às suturas absorvíveis naturais que são sujeitas a ruptura enzimática. Além disso, os láctidos também são volumosos, em que as cadeias de polímeros submicroscópicos consistem nos monofilamentos que são espaçados separadamente, de modo que a absorção da massa de sutura é rápida assim que há perda de resistência à tracção. A amalgamação de lactídeo e glicolida resulta num arranjo molecular que mantém uma resistência à tracção adequada destinada à aproximação efectiva dos tecidos moles durante o período crítico de cicatrização de feridas, que é seguido de absorção rápida. 75% da resistência à tracção original é retida por suturas Vicryl (tamanho 6-0 e maior) 2 semanas após a implantação. 50% da resistência à tracção é retida por suturas de tamanho 6-0 e maiores, até 3 semanas, e 40% no caso de suturas de tamanho 7-0 e menores. Pelo facto de as suturas absorvíveis sintéticas não serem processadas por acção enzimática, apresentam um menor grau de reacção do tecido do que o intestino cirúrgico. A sutura de Vicryl é extrudida em fios de monofilamento que são corados de violeta de modo a melhorar a visibilidade no tecido.

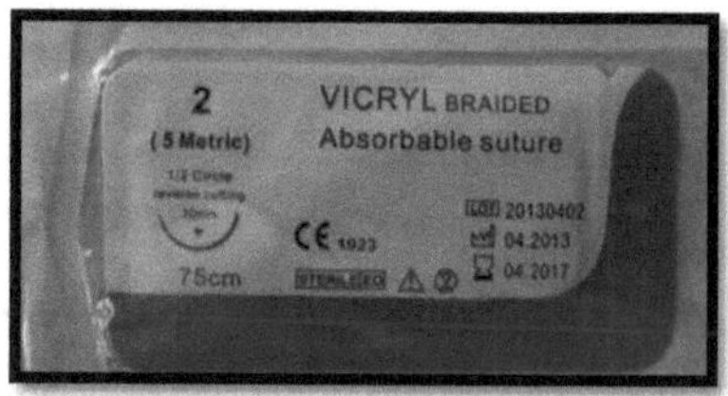

Figura. 33 Sutura de Vicryl

SUTURA DE VICRYL REVESTIDA (POLIGLACTINA 910)

Este material preenche o pré-requisito para uma sutura sintética absorvível mais suave que passará rapidamente através do tecido com um arrasto insignificante. As suturas de vicryl revestidas permitem uma passagem fácil do tecido, um engate específico do nó e uma gravata que é lisa.

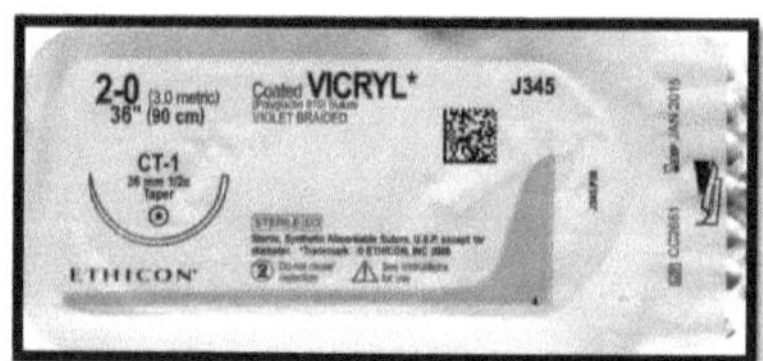

Figura. 34 Sutura de Vicryl revestida

A cobertura é uma amálgama de porções iguais de co-polímero de lactato e glicolido (poliglactina 370), e estearato de cálcio que é amplamente utilizado em produtos farmacêuticos. O estearato de cálcio, é um sal de cálcio e ácido esteárico, juntos estão presentes no corpo, bem como constantemente processados e excretados. O resultado desta combinação é um lubrificante excepcionalmente aderente, absorvível e não floculante. A sutura também pode ser utilizada na existência de qualquer infecção. Com 2 semanas após a implantação, quase 75% da resistência à

tracção da sutura de Vicryl revestida persiste.

Cerca de 50% da resistência à tracção persiste às 3 semanas para suturas com tamanhos 6-0 e

maiores, além disso, 40% persiste para suturas com tamanhos 7-0 e menores. A absorção é

insignificante até ao dia 40, e basicamente completa dentro dos dias 56 e 70. Tal como a própria

sutura, a cobertura absorve rápida e previsivelmente entre 56 a 70 dias. Os ácidos lácticos e

glicolídeos são constantemente erradicados do corpo, principalmente na urina. Tal como nas

suturas não revestidas, as suturas de Vicryl revestidas produzem apenas uma ligeira resposta do

tecido durante a absorção. A sua segurança e eficácia em tecidos neurais e cardiovasculares não

foram reconhecidas. As suturas transcutâneas ou conjuntivais, se permanecerem num local por

mais de 7 dias, podem causar irritação localizada e devem ser removidas conforme indicado. As

suturas de Vicryl revestidas podem ser obtidas como cordões entrançados tingidos de violeta ou

naturais não tingidos que estão disponíveis numa variedade de comprimentos com ou sem as

agulhas.

B. SUTURA DE VIRILOCRETO REVESTIDO (POLIGLACTINA 910) SUTURA

Esta sutura entrançada que é composta pelo mesmo copolímero que a sutura de Vicryl revestida e

o glicolido- é estratificada com uma amálgama de partes equivalentes de copolímero de lactide e

glicolide (poliglactina 370), bem como estearato de cálcio. No entanto, a taxa de absorção e o

perfil de resistência à tracção são consideravelmente diferentes do da sutura de Vicryl revestida,

o que é conseguido através da utilização de um material polimérico que tem um peso molecular

mais baixo quando comparado com a sutura de Vicryl revestida.

As suturas de Vicryl *Rapide* revestidas são as únicas suturas de stress disponíveis sem

tingimento. É a sutura sintética de absorção mais rápida, além de apresentar características que

modelam a apresentação da sutura intestinal cirúrgica.

Por outro lado, sendo um material sintético, produz uma resposta de tecido inferior à da sutura intestinal crómica. É especificado apenas para a sua utilização na estimativa superficial do tecido mole da pele, bem como da mucosa, onde apenas é necessário o sustento da ferida a curto prazo (7 a 10 dias). Não deve ser utilizado em casos de ligadura, em técnicas cardiovasculares, oftálmicas ou neurológicas, onde é necessária uma aproximação prolongada dos tecidos sob tensão, ou onde é necessário um suporte da ferida superior a 7 dias.

As suturas de Vicryl *Rapide* revestidas preservam aproximadamente 50% da resistência à tracção original aos 5 dias pós-implantação. Toda a resistência à tracção original desaparece em cerca de 10 a 14 dias. A absorção é essencialmente completa em 42 dias. Além disso, como a sutura começa a "cair" dentro de 7 a 10 dias à medida que a ferida se restabelece, a necessidade de remoção da sutura é erradicada.

Figura. 35 Vicryl Rapide Revestido

d. SUTURA DE VICRYL MAIS ANTIBACTERIANA (POLIGLACTINA 910) REVESTIDA

Esta sutura é sintética, estéril, absorvível, sutura cirúrgica e é um copolímero composto de 90% de glicolida e 10% de L-lactida. O VICRYL revestido e a Sutura Antibacteriana compreende o IRGACARE MP*, que é uma das formas mais puras do agente antibacteriano triclosan de largo espectro.

A Sutura Antibacteriana VICRYL Plus revestida oferece segurança contra a colonização bacteriana das suturas. Estudos in vivo provam que a Sutura Antibacteriana VICRYL Plus revestida produz uma zona de inibição in vitro que é eficaz contra vários agentes patogénicos que mais frequentemente produzem infecção do sítio cirúrgico (SSI)- Staphylococcus aureus, Staphylococcus aureus resistente à meticilina (MRSA), Staphylococcus epidermidis resistente à meticilina (MRSE) ,Staphylococcus epidermidis,. Estudos in vivo determinam que o VICRYL revestido mais Sutura Antibacteriana não tem consequências adversas na cicatrização normal da ferida.   O seu desempenho e manuseamento é o mesmo que a Sutura VICRYL Revestida. A Sutura VICRYL Plus Antibacteriana Revestida tem a mesma estrutura de confiança que a Sutura VICRYL Revestida. Os testes in vivo realizados por cirurgiões validam a mesma superioridade no desempenho e no manuseamento. A sutura pode ser obtida como não tingida (natural) ou tingida. É dirigida para a sua utilização em geral aproximação e/ou ligadura de tecidos moles que necessitam de suporte médio, excepto para tecidos cardiovasculares, oftálmicos e neurológicos. Mantém cerca de 75% da sua resistência à tracção original após 2 semanas de pós-implantação. Em 3 semanas, cerca de 50% da sua resistência original é preservada. Em 4 semanas, cerca de 25% da força original é preservada. Inteiramente, a força de tracção original é perdida em 5 semanas após a implantação. A sua absorção está essencialmente completa dentro de 56 a 70 dias.

Figura. 36 Vicryl plus revestido

E. SUTURA NATURAL MULTIFILAMENTAR NÃO ABSORVÍVEL

1. SEDAURGICAL

Para vários cirurgiões, o padrão de desempenho é representado pela seda cirúrgica, pela qual são julgados os recursos sintéticos mais recentes, especificamente devido às suas características superiores de manuseamento. Os filamentos de seda podem ser torcidos ou entrançados, os últimos desde que possuam as melhores qualidades de manipulação. A seda crua é um fio contínuo fiado pela larva do bicho-da-seda para criar o seu casulo. No seu estado bruto, ou é de cor creme ou laranja, cada fio de seda é tratado para erradicar as ceras naturais, bem como a pastilha de sericina, que é exsudada pelo bicho-da-seda ao rodar o seu casulo. No seu conjunto, a goma segura o casulo, mas não tem qualquer vantagem para a superioridade das suturas cirúrgicas trançadas de seda. A seda é degomada nos casos da maioria dos tamanhos de sutura antes do procedimento de trança. Isto permite uma trança mais apertada e extra compacta que melhora consideravelmente a superioridade da sutura. Após a trança ser feita, os filamentos são tingidos, desgastados bem como esticados, além de impregnados bem como revestidos com uma combinação de ceras ou silicone. Todas estas etapas são críticas para a superioridade da sutura acabada e devem ser realizadas essencialmente na ordem exacta. A seda cirúrgica é frequentemente tingida de preto para fácil visibilidade nos tecidos moles. A seda cirúrgica perde a resistência à tracção uma vez exposta à humidade e deve ser utilizada a seco. Embora a seda seja classificada pela U.S.P. como uma sutura não absorvível, estudos in vivo de longo prazo devem mostrar que perde toda ou a maior parte da sua resistência à tracção em cerca de 1 ano, também não pode normalmente ser identificada no tecido após 2 anos. Por conseguinte, o seu desempenho é, na realidade, como uma sutura de absorção muito lenta.

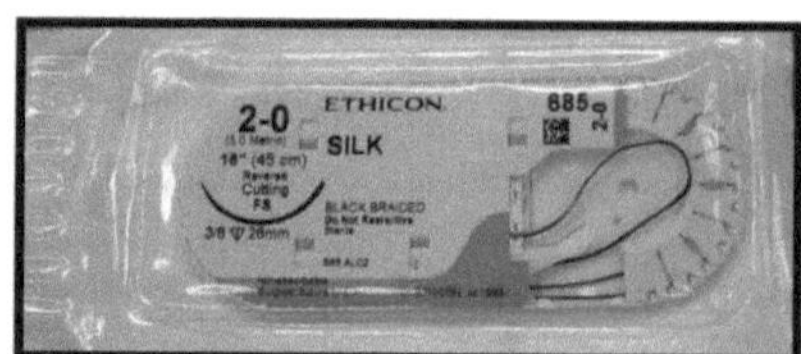

Figura. 37 Sutura de Seda Cirúrgica.

2. SUTURAS DE ALGODÃO E LINHO

Ambos são feitos de fibras naturais, além disso, foram utilizados principalmente em cirurgias gastro-intestinais. A sua utilização quase desapareceu. [35]

F. SUTURA SINTÉTICA MULTIFILAMENTAR NÃO ABSORVÍVEL

1. Sutura de POLIAMIDA - Sutura de Nylon Nurolon

Esta sutura é constituída por filamentos de nylon que foram firmemente entrançados num elemento multifilamentar. Está disponível em branco ou preto tingido, as suturas Nurolon aparecem, tingem, e manuseiam de forma semelhante à seda. No entanto, as suturas de Nurolon têm uma força adicional e causam menos reacção do tecido em comparação com a seda.

O nylon trançado pode ser utilizado em quase todos os tecidos em que suturas multifilamentares não absorvíveis sejam adequadas. As suturas de nylon trançado perdem geralmente 15% a 20% da sua resistência à tracção por ano em tecidos moles por meio de hidrolisação.

A sutura de fibra de poliéster consiste em fibras de poliéster não tratadas (tereftalato de polietileno) completamente trançadas num fio multifilamento. São mais resistentes do que as fibras naturais; não se deterioram quando molhadas antes da prática, e causam uma reacção negligenciável do tecido. Obtenível como branco ou verde tingido, as suturas de fibras de poliéster existem entre as mais satisfatórias para próteses sintéticas vasculares.

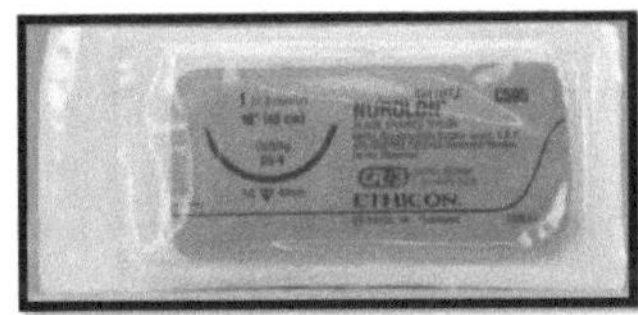

Figura. 38 Sutura de Nurolon.

2. SUTURA DE POLIÉSTER
A) MERSILENO DE SUTURA DE FIBRA DE POLIÉSTER
B) SUTURA DE POLIÉSTER ETHIBOND EXCEL

a) MERSILENO DE SUTURA DE FIBRA DE POLIÉSTER

É o primeiro material de sutura trançada sintética que se mostra durar indeterminadamente no corpo, as suturas Mersilene proporcionam uma tensão de sutura exacta e fiável. Minimizam a ruptura, bem como eliminam eficazmente a necessidade de erradicar fragmentos de sutura irritantes após a operação. Uma vez que não é revestida, a sutura de Mersilene tem um maior coeficiente de fricção uma vez passada através do tecido.

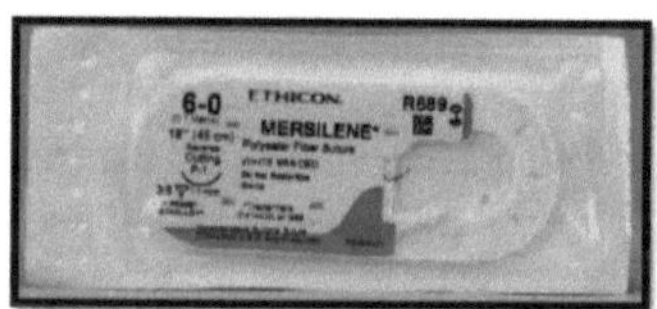

Figura. 39 Sutura de Mersilene.

b) SUTURA DE POLIÉSTER ETHIBOND EXCEL

As suturas de Ethibond Excel são as que estão uniformemente cobertas com polibutilato, um composto biologicamente inactivo e não absorvível que se cola aos fios de fibra de poliéster trançado. O polibutilato existiu como o primeiro material de revestimento sintético que é desenvolvido explicitamente como lubrificante de sutura cirúrgica. O revestimento facilita a passagem dos fios entrançados através do tecido e é responsável por uma maleabilidade excepcional, qualidades de manuseamento, bem como uma ligação suave por cada lance do nó. Juntos, o material de sutura, bem como o revestimento, não são farmacologicamente activos. As suturas causam uma reacção negligenciável do tecido, mantendo também a sua resistência in vivo, concebida para um período de tempo prolongado. São utilizadas principalmente em cirurgias cardiovasculares, para anastomose de vasos, para além da colocação de materiais protéticos.

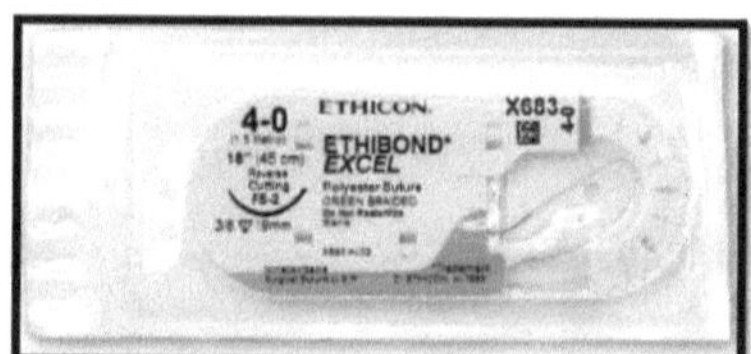

Figura. 40 Ethibond Excel Suture.

3. Aço Inoxidável Cirúrgico: Como mencionado acima A NECESSIDADE CIRÚRGICA

"A agulha cirúrgica ideal para uma determinada aplicação é a que altera o tecido a suturar o menos possível. Isto porque a única finalidade da agulha é introduzir a sutura no tecido para a

aposição"[32].

CARACTERÍSTICAS DESEJÁVEIS DA AGULHA[32]

Enquanto o material de sutura permanece embutido nos tecidos do paciente durante dias ou

semanas após o procedimento cirúrgico, a agulha só entrará em contacto com os tecidos do

paciente por uma questão de segundos. Mas se a agulha não funcionar correctamente, as suturas

não funcionarão correctamente.

A facilidade com a agulha, o santuário da agulha no porta-agulhas, a facilidade de passagem

através do tecido, e o grau de trauma que provoca, têm impacto nos resultados gerais da execução

da agulha cirúrgica.

As melhores agulhas cirúrgicas são as que são:[32]

- Fabricado em aço inoxidável de alta qualidade.

- Tão fino quanto possível sem comprometer a força.

- Firme no agarrar de um porta-agulhas.
- Capaz de transportar material de sutura através de tecido com um trauma mínimo.

- Suficientemente afiado para romper tecido com resistência mínima.

- Rígido o suficiente para resistir à flexão, mas dúctil o suficiente para resistir à quebra durante a
  cirurgia.

- Estéril e resistente à corrosão para evitar a introdução de microrganismos ou materiais

  estranhos na ferida.

ELEMENTOS DE DESENHO DE UMA AGULHA [32]

A vantagem de uma agulha é determinada pela forma como resiste à deformação durante as passagens recorrentes através do tecido. O trauma do tecido pode ser induzido se uma agulha se dobrar durante a penetração e comprometer a aposição do tecido. Portanto, uma maior força da agulha equivale a menos traumatismo tecidual. [2]

Uma agulha fraca que se dobra com demasiada facilidade pode comprometer o controlo do cirurgião e pode danificar o tecido circundante durante o procedimento. Além disso, a perda de controlo na colocação da agulha pode resultar numa lesão inadvertida do bastão da agulha.

O aspecto mais perigoso da resistência da agulha para o cirurgião é o ponto de **"rendimento cirúrgico"**. **O** rendimento cirúrgico indica a quantidade de deformação angular que a agulha pode suportar antes de ficar permanentemente deformada. Este ponto é normalmente de 100 a 300. Qualquer ângulo para além dessa ponta torna a agulha inútil. A remodelação de uma agulha dobrada pode causar a sua perda de resistência e ser menos resistente à flexão e à quebra.

A **ductilidade** refere-se à resistência da agulha à quebra sob uma determinada quantidade de dobragem. Se for aplicada uma força demasiado grande a uma agulha, esta pode partir-se, mas uma agulha dúctil dobrar-se-á antes de se partir. A quebra da agulha durante a cirurgia pode impedir a aposição das bordas da ferida à medida que a parte quebrada passa através do tecido. Além disso, a procura de fragmento de uma agulha partida pode causar traumas de tecido adicionados e aumentar o tempo de anestesia do paciente. Uma parte que não pode ser recuperada permanecerá como um lembrete constante tanto para o paciente como para o cirurgião. A flexão e quebra da agulha pode ser reduzida através da passagem cuidadosa de agulhas através do tecido na direcção do corpo da agulha.

Agulha **afiada**, mais afiada a agulha, o resultado será o menos prejudicial. No entanto, deve ser encontrado o equilíbrio certo. Se uma agulha for demasiado afiada, um cirurgião pode não sentir que tem um controlo adequado da passagem da agulha através do tecido.

A apresentação da agulha é também influenciada pela **estabilidade** da agulha na pega de um porta-agulhas. A maioria das agulhas curvas são achatadas na zona de agarrar para melhorar o controlo.

A Anatomia de uma agulha [32]

A) Componentes de agulhas

Independentemente da sua utilização prevista, cada agulha cirúrgica tem três componentes básicos:

a) O olho.

b) O corpo.

c) A questão.

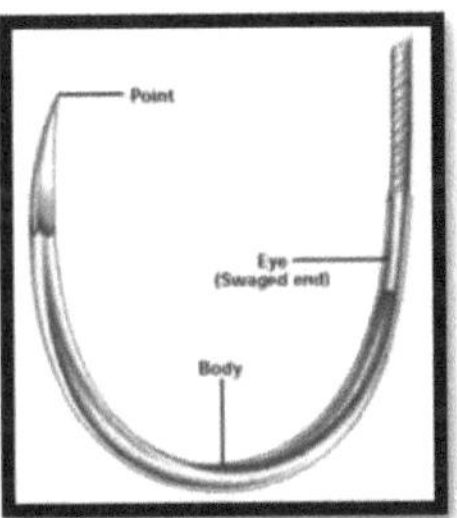

Figura. 42 Componentes de agulha [32]

a) O Olho de Agulha [32]

O olho enquadra-se numa de três categorias:

* A olho fechado,

* Olho francês (rachado ou de mola),

* Swaged (sem olhos).

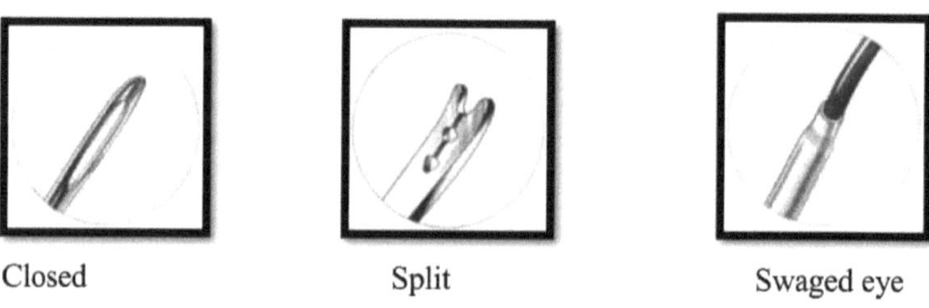

Figura. 43 Olho de agulha - Fechado, Fechado e com olho de agulha32

A agulha de olho fechado é semelhante a uma agulha de costura doméstica. A forma do olho pode ser redonda, oblonga, ou quadrada.

As agulhas oculares francesas têm uma ranhura do interior do olho até à extremidade da agulha com cristas que prendem e mantêm a sutura no lugar.

As agulhas com olhos devem ser enfiadas, um procedimento laborioso para a pessoa da esfoliação. Isto apresenta a desvantagem de ter de puxar um fio duplo de material de sutura através do tecido, criando um buraco maior com ruptura adicional de tecido. Além disso, a sutura pode ainda ficar sem rosca enquanto o cirurgião a utiliza. Ao mesmo tempo que trancar a sutura ao olho pode minimizar esta perspectiva, também contribui para a maioria da sutura. Outra desvantagem das agulhas oculares é que o uso frequente destas agulhas com mais de um fio de sutura faz com que a agulha se torne romba, tornando assim a sutura mais difícil.

A **agulha agulhada** tem uma configuração que une a agulha e a sutura como uma unidade contínua que é adequada ao uso e diminui o trauma. O método de fixação da sutura à agulha varia com o diâmetro da agulha. Em agulhas de maior diâmetro, um furo é perfurado na extremidade da agulha. Em agulhas de diâmetro menor, é feito um canal criando um "U" na extremidade do fio ou é feito um furo no fio com um laser. Cada furo ou canal é especificamente concebido para o tipo e tamanho do material de sutura que irá segurar, e amassado ou fechado à volta da sutura para o segurar com segurança. O diâmetro de uma agulha passada ao material de sutura não é maior do que o necessário para acomodar o diâmetro do fio de sutura em si. Praticamente todas as agulhas utilizadas hoje em dia são passadas.

As suturas Swaged oferecem várias vantagens para o cirurgião, enfermeira e paciente.

1. A pessoa da esfoliação não tem de seleccionar uma agulha quando o cirurgião solicita um material de sutura específico, uma vez que este já está ligado.

2. O manuseamento e a preparação são minimizados. O fio com agulha pode ser utilizado directamente a partir do pacote. Isto ajuda a manter a integridade do fio de sutura.

3. Os tecidos são sujeitos a um trauma mínimo.

4. O trauma do tecido é ainda mais reduzido porque com cada fio de sutura é fornecida uma agulha nova, afiada e não danificada.

5. As suturas Swaged sutures não são desfiadas prematuramente.

6. Se uma agulha for acidentalmente largada numa cavidade corporal, o fio de sutura anexo facilita a sua localização.

7. As suturas de sutura eliminam o desgaste da sutura ou danos devidos a cantos afiados no olho das agulhas oculares.

b) O Corpo de Agulha [32]

O corpo da agulha é a porção que é agarrada pelo porta-agulhas durante o procedimento cirúrgico. O corpo da agulha deve estar o mais próximo possível do diâmetro do material de sutura para minimizar a hemorragia e as fugas. A curvatura do corpo da agulha pode ter uma variedade de formas diferentes. As formas podem ser rectas, semi- curvas, curvas (1/4, 3/8, 1/2,

5/8) e curvas compostas. Cada forma dá à agulha características diferentes.

Agulha recta

Esta forma pode ser escolhida quando se suturar tecido de fácil acesso. A maioria destas agulhas são concebidas para serem utilizadas em locais onde a manipulação directa com os dedos pode ser facilmente realizada com agulhas rectas sem instrumentos. [32] Embora a costura à mão com uma agulha recta não exija fórceps, a técnica é onerosa e requer um risco muito maior de se colar acidentalmente. Assim, a sutura com uma agulha recta é pouco frequente e não é endossada se houver agulhas curvas disponíveis. Geralmente, estão disponíveis fórceps e porta-agulhas, e uma agulha curva é utilizada para suturar. [33]

Agulha Meio-curvada [32]

A agulha semi-curvada é também chamada agulha "ski". A sua utilização é restrita porque, enquanto a porção curvada passa facilmente através do tecido, a porção recta restante do corpo é incapaz de seguir a trajectória curva da agulha sem dobrar ou aumentar a sua trajectória no tecido.

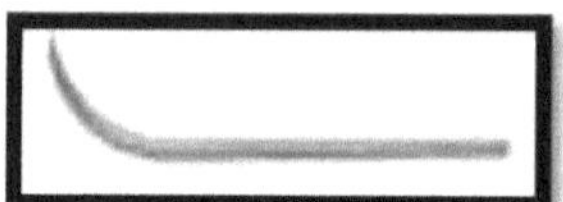

Figura. 44 Agulha de meia curva

Agulha Curva

Permitem a afluência esperada de agulhas de tecido, pelo que são utilizadas com maior frequência. Esta forma de agulha requer menos espaço para manobrar do que uma agulha reta, mas a curva necessita de manipulação com um porta-agulhas. A curvatura pode ser de 1/4, 3/8, 1/2, ou 5/8 círculo. A agulha de 1/2 círculo foi concebida para utilização num espaço restrito, embora exija mais pronação e supinação do pulso. Mas mesmo a ponta desta agulha pode ser obscurecida por tecidos profundos. Uma agulha de 5/8 círculos pode ser mais útil nesta situação.

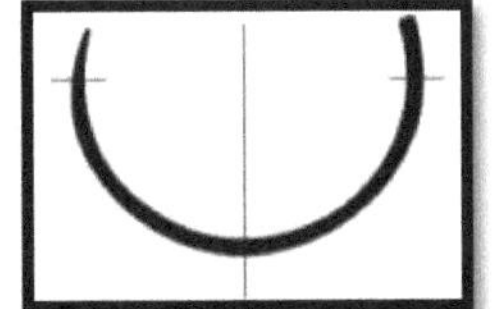

Figura. 45 5/ 8 agulha cirúrgica

Agulha Curva Composta

Permite que o cirurgião dê dentadas precisas e constantes de tecido. A curvatura de 800 da ponta segue-se a uma curvatura de 450 em todo o resto do corpo. A curva inicial permite mordeduras profundas, curtas e reprodutíveis no tecido. A curvatura da porção restante do corpo força a agulha a sair do tecido, perpassando as extremidades da ferida e permitindo uma visão para dentro da ferida. Isto assegura a equidistância do material de sutura em ambos os lados da incisão.

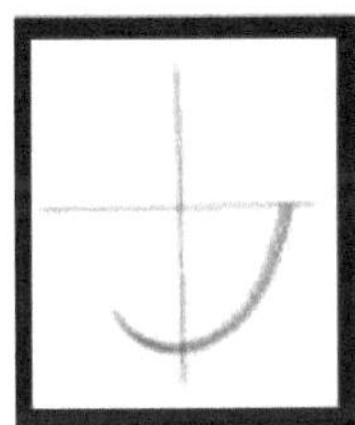

Figura. 46 Agulha Curva

SHAPE	APPLICATION
Straight	gastrointestinal tract, nasal cavity, nerve, oral cavity, pharynx, skin, tendon, vessels
Half-curved	skin (rarely used), laparoscopy
1/4 Circle	eye (primary application), microsurgery
3/8 Circle	Dental procedures, aponeurosis, cardiovascular system, eye, gastrointestinal tract, muscle, myocardium, nerve, perichondrium, periosteum, pleura, skin tendon.
1/2 Circle	biliary tract, cardiovascular system, eye, fascia, gastrointestinal tract, muscle, nasal cavity, oral cavity, skin, subcutaneous fat, urogenital tract, pelvis, peritoneum, pharynx, pleura respiratory tract.
5/8 Circle	anal (hemorrhoidectomy), nasal cavity, oral cavity, pelvis, urogenital tract.
Compound Curved	eye (anterior segment), laparoscopy

c) O Ponto de Agulha

A ponta estende-se desde a ponta extrema da agulha até à secção transversal máxima do corpo. Cada ponta da agulha é planeada e criada com o grau de afiação necessário para penetrar suavemente em tipos específicos de tecido. As várias pontas da agulha são corte convencional, corte invertido, corte preciso da ponta, corte cónico, lado cónico, espátula cortante, rombo.

Tipos de agulhas32

Agulhas de corte

As agulhas de corte têm pelo menos duas arestas de corte opostas. São afiadas para cortar através de tecido duro, desafiando a perfurar o tecido. Devido à afiação da aresta cortante, deve ter-se cuidado em algum tecido (bainha tendinosa ou membrana mucosa oral) para evitar cortar mais tecido do que o desejado.

Agulhas de Corte Convencionais

Para além das duas pontas de corte, as agulhas de corte convencionais têm uma terceira ponta de corte na curvatura interna côncava da agulha. A forma muda de uma lâmina de corte triangular para a de um corpo achatado, tanto em agulhas rectas como curvas. Este tipo de agulha pode ser propensa a cortar tecido porque a aresta cortante interior corta em direcção aos bordos da incisão ou da ferida. A ponta estreita, o diâmetro do fio fino, e a relação de conicidade fina permitem uma penetração superior do tecido mole. As curvaturas interior e exterior do corpo são achatadas na zona de agarramento da agulha para maior estabilidade no porta-agulhas. Os lados achatados reduzem a curvatura que pode ocorrer devido ao diâmetro do fio fino.

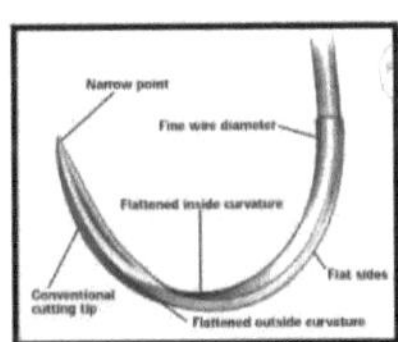

Figura. 47 Agulha de corte convencional32

Agulhas de corte invertido

Estas agulhas foram feitas precisamente para tecidos resistentes e difíceis de penetrar, tais como pele, bainha tendinosa, ou mucosa oral. A agulha de corte invertido é tão afiada como a agulha de corte convencional, mas o seu desenho é distintamente diferente. A terceira ponta de corte está localizada na curvatura externa convexa da agulha.

Isto oferece várias vantagens:

• As agulhas de corte invertido têm mais força do que as agulhas de corte convencionais de tamanho semelhante.

• O perigo de corte do tecido é muito reduzido.

• O buraco deixado pela agulha deixa uma parede larga de tecido contra o qual a sutura deve ser amarrada.

Agulhas de Ponta Cónica

Também referidas como agulhas redondas, agulhas de ponta cónica perfuram e espalham tecido sem o cortar. As agulhas cónicas de ponta afiada. O corpo da agulha aplana-se depois para uma forma oval ou rectangular. Isto aumenta a largura do corpo para ajudar a evitar torcer ou girar no porta-agulhas. As agulhas de ponta cónica são normalmente utilizadas em tecidos facilmente penetráveis, tais como o peritoneu, vísceras abdominais, miocárdio, dura, e camadas subcutâneas. São preferidas quando se deseja o menor orifício possível no tecido e o mínimo corte do tecido.

TAPERCUT Agulhas Cirúrgicas

As agulhas TAPERCUT são aquelas agulhas específicas que combinam as características tanto da ponta de corte invertida como das agulhas de ponta cónica. Três pontas de corte são espalhadas aproximadamente 1/2" para trás, a partir da ponta. Elas amalgamam-se numa forma cónica redonda. Ao todo, três destas pontas são processadas para proporcionar golpes de corte idênticos. A ponta, que por vezes é declarada como ponto de trocarte, permeia prontamente tecido denso e rígido. O objectivo deve ser que o ponto em si não exceda o diâmetro dos materiais de sutura. A porção cónica de construção geralmente transmite um canal suave através do tecido também elimina a ameaça de corte no tecido adjacente. Embora, principalmente concebida para a sua utilização em cirurgia cardiovascular em tecido esclerótico ou calcificado, a agulha Tapercut é geralmente utilizada para suturar tecido conjuntivo denso e fibroso, principalmente em periósteo, fáscia, também em tendões onde quer que a separação de fibras de tecido conjuntivo iguais ocorra provavelmente por meio da agulha de corte convencional.

Reverse Cutting 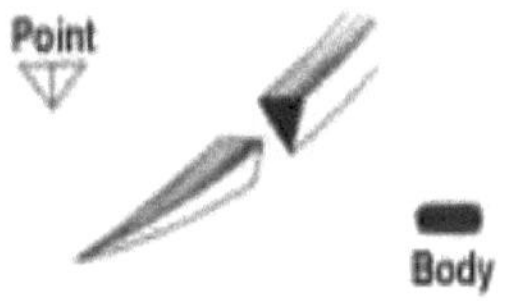	fascia, ligament, nasal cavity, oral mucosa, pharynx, skin.
Precision Point Cutting 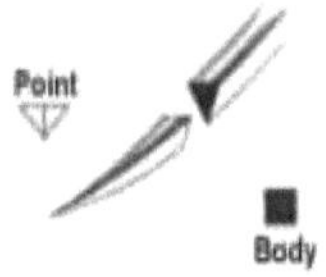	skin (plastic or cosmetic)
TAPERCUT Surgical Needle 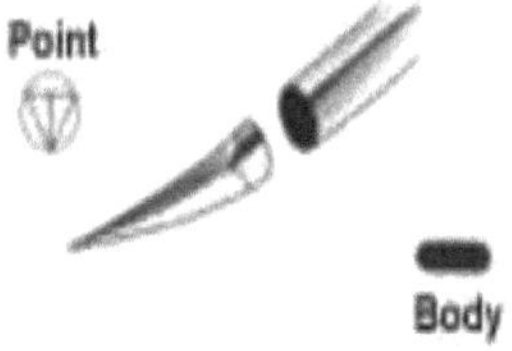	bronchus, calcified tissue, fascia, laparoscopy, ligament, nasal cavity, oral cavity, ovary, periochondrium, periosteum, pharynx, sternum, tendon, trachea, uterus, valve, vessels (sclerotic)

Table 7 [32] NEEDLE POINTS AND BODY SHAPES AND TYPICAL APPLICATIONS

POINT/SHAPE	APPLICATION
Conventional Cutting 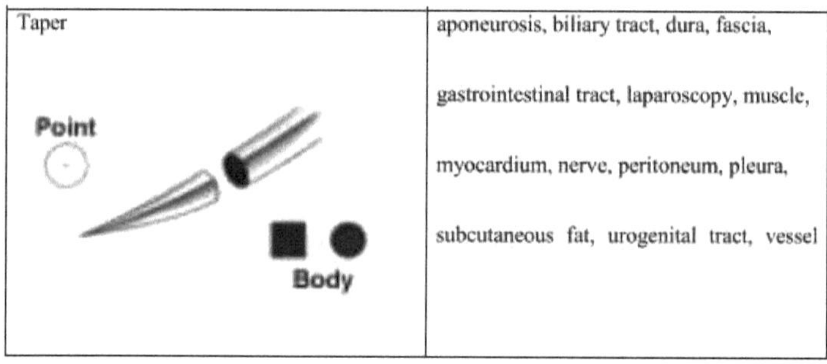	skin, sternum
Taper	aponeurosis, biliary tract, dura, fascia, gastrointestinal tract, laparoscopy, muscle, myocardium, nerve, peritoneum, pleura, subcutaneous fat, urogenital tract, vessel
Side-Cutting Spatula 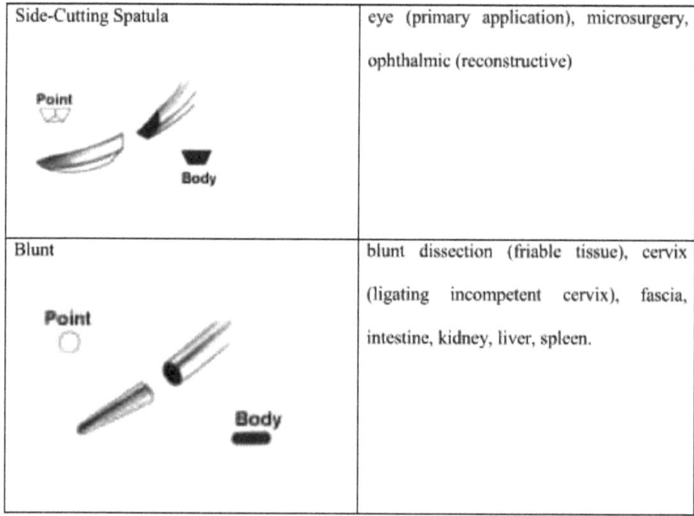	eye (primary application), microsurgery, ophthalmic (reconstructive)
Blunt	blunt dissection (friable tissue), cervix (ligating incompetent cervix), fascia, intestine, kidney, liver, spleen.

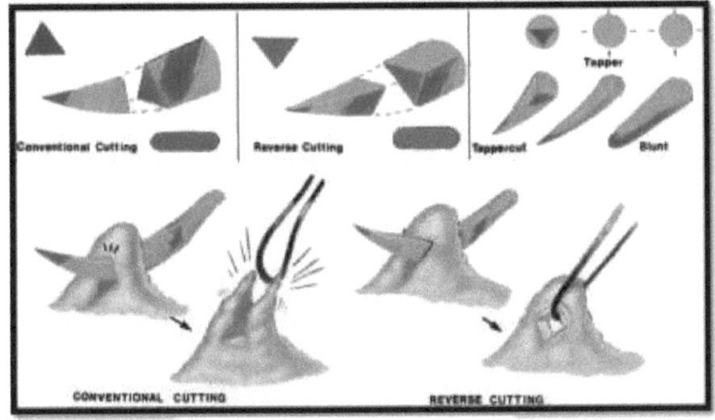

Figura 48. Formas de agulhas. 10

Colocação da Agulha no Tecido 10

O Ethicon (1985) deu os seguintes princípios principais para a colocação da agulha no tecido:

1. A força tem de ser sempre aplicada no curso que segue a curva da agulha.

2. A sutura deve ser sempre feita desde o tecido móvel até ao tecido imóvel.

3. As picadas excessivas de tecido devem ser evitadas por meio de pequenas agulhas, uma vez que será um desafio recuperá-las.

4. As agulhas sempre afiadas têm de ser usadas com uma quantidade insignificante de força. As agulhas maçantes têm de ser substituídas.

5. A agulha deve ser agarrada no corpo, a um quarto a metade da distância da área que é varrida. Não segurar a área que é passada; pode levar à dobra ou causar a quebra da agulha. Também não agarrar a área da ponta, uma vez que podem ocorrer entalhes ou danos.

a. Anteriormente, o porta-agulhas é reposicionado para a metade dianteira da agulha através de poucos milímetros da ponta.

6. O tecido deve ser sempre perfurado em ângulos rectos pela agulha.

a. Deve ter-se o cuidado de não forçar a agulha nunca através dos tecidos.

7. A recuperação da agulha a partir do tecido deve ser evitada pela sua ponta. Pode causar danos ou entorpecer a agulha. Deve ser feito um esforço, para segurar o corpo da agulha o mais distante possível.

8. É necessária uma mordedura de tecido adequada (≥ 2-3 mm) para evitar que a aba se rasgue.

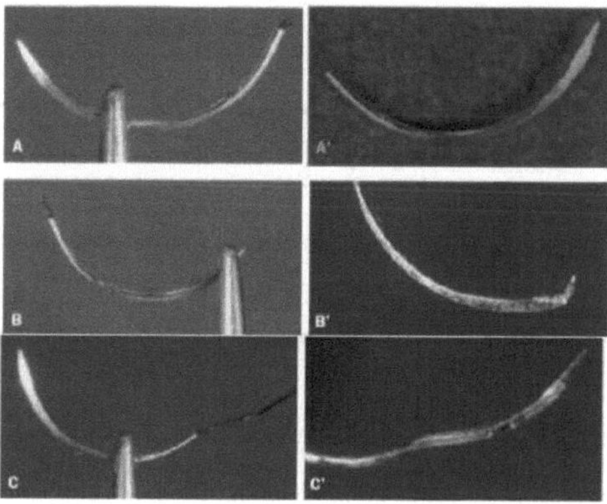

Figura. 49 Manuseamento correcto das agulhas de sutura. A, Porta agulha segurando uma agulha de sutura, anterior à curvatura; posição correcta; A', agulha de sutura - não danificada. B, Agulha de sutura segurada erradamente na ponta; B', ponta da agulha de sutura danificada. C, Agulha de sutura segurada incorrectamente atrás da curvatura; C', agulha de sutura dobrada como resultado.

10

PORTA-AGULHAS32

O cirurgião utiliza o porta-agulhas de modo a passar uma agulha curva através do tecido. Deve ser feito de liga de aço não corrosivo, de alta resistência e de boa qualidade, com mandíbulas destinadas a segurar firmemente a agulha cirúrgica. Os maxilares porta-agulhas podem ser curtos ou planos, convexos ou côncavos.

serrilhado ou liso. As mandíbulas lisas podem permitir que a agulha vacile ou gire. As mandíbulas com dentes mais firmes, mas podem danificar a sutura ou a agulha se for aplicada demasiada pressão. As mandíbulas com partículas de carboneto de tungsténio nelas incrustadas oferecem duas vantagens: uma, a superfície fina e granular da mandíbula tem um poder de

retenção adicional em comparação com as mandíbulas lisas; e a segunda, é menos apropriada

para danificar as suturas ou alterar a sua resistência à ruptura em comparação com as mandíbulas

com dentes. A maioria, mas não todos, os porta-agulhas têm uma fechadura de catraca perto do

polegar e dos anéis dos dedos. As agulhas cirúrgicas são também concebidas com vista à

estabilidade ideal dos porta-agulhas. Pelo facto de esta ferramenta accionar essencialmente a

agulha, o seu desempenho terá influência em todo o processo de sutura. O cirurgião também só

tem controlo total quando a agulha se senta bem no porta-agulhas desprovido de oscilação ao

passar através do tecido. Os porta-agulhas, tal como o alicate, enfraquecem através da prática

repetida. Assim, deve ser verificado previamente, em cada procedimento, de modo a garantir que

as mandíbulas dos porta-agulhas devem alinhar-se correctamente, além disso, devem agarrar-se

com segurança.

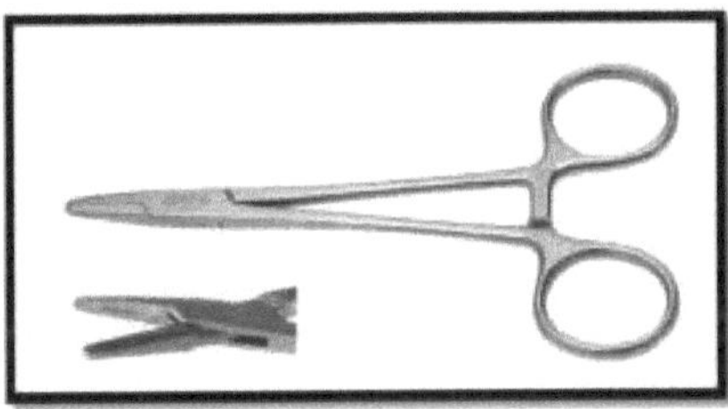 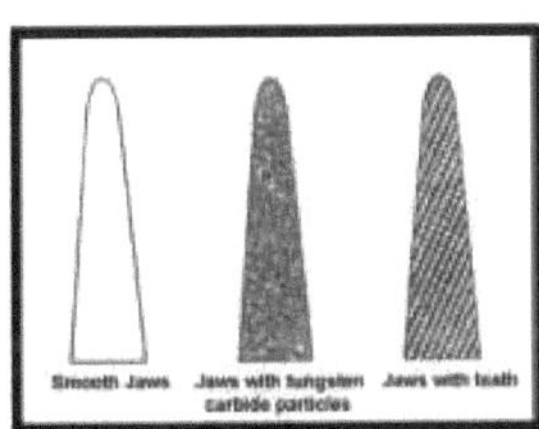

Figura 50 Mandíbulas de porta-agulhas [32]

Selecção do porta-agulhas

Ethicon (1985) dá as seguintes indicações para a selecção de um porta-agulhas:

1. Utilizar um tamanho aproximado para a agulha dada. Quanto menor a agulha, menor o porta-

agulhas necessário.

2. A agulha deve ser agarrada de um quarto a metade da distância da área enfiada até ao ponto.

3. As pontas das mandíbulas do porta-agulhas devem encontrar-se antes das porções restantes das

mandíbulas.

4. A agulha deve ser colocada com segurança nas pontas dos maxilares e não deve balançar, torcer, ou virar.

5. Não fechar demasiado o porta-agulhas. Deve fechar apenas à primeira ou segunda catraca. Isto evitará danificar ou entalhar a agulha.

6. Passar o porta-agulhas para que seja sempre dirigido pelo polegar do cirurgião.

7. Não usar pressão digital sobre o tecido; isto pode perfurar uma luva.

Uso de agulhas

As seguintes orientações são oferecidas ao esfregador para uso do porta-agulhas:

1. Agarrar a agulha com a ponta das mandíbulas do porta-agulhas numa área de aproximadamente um terço a metade da distância da ponta da agulha até à ponta. Evite colocar o porta-agulhas sobre ou perto da área da ponta da agulha, que é a parte mais fraca da agulha.

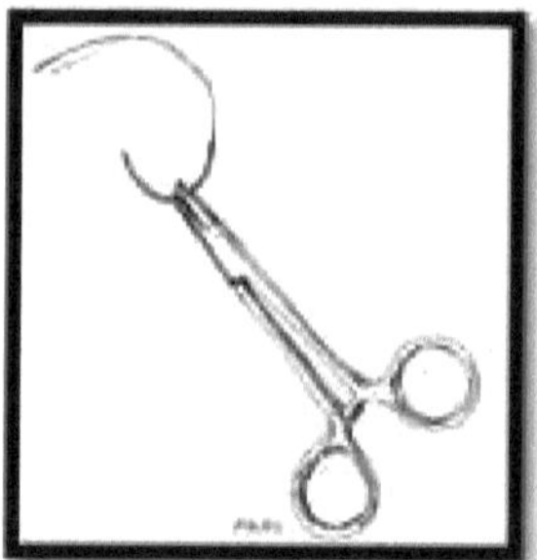

Figura 51 Agarramento do Porta Agulha

2. Não agarrar a agulha com demasiada força, pois as mandíbulas do porta-agulhas podem deformar-se, danificar-se, ou dobrá-la irreversivelmente.

3. Verificar sempre o alinhamento da mandíbula do porta-agulhas para garantir que a agulha não balance, torça, ou gire.

4. Manusear a agulha e o porta-agulhas como uma unidade.

5. Passar o porta-agulhas ao cirurgião para que este não tenha de o reajustar antes de colocar a

sutura no tecido. Certifique-se de que a agulha está a apontar na direcção em que será utilizada e que o fio de sutura não está enredado.

6. Fornecer sempre um porta-agulhas - nunca um hemostato para puxar a agulha para fora através do tecido. Uma hemostática ou outra pinça pode danificar a agulha.

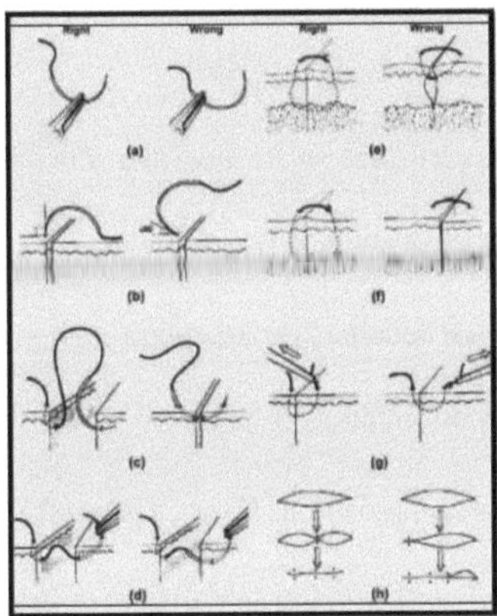

Figura 52 Técnicas de agulhamento e sutura40

Como segurar o porta-agulhas [33]

Colocar o polegar e o dedo anelar nos buracos. Quando utilizar o porta-agulhas, certifique-se de agarrar a agulha até ouvir o fecho a encaixar, assegurando que a agulha está bem agarrada. Agarrar a agulha na sua metade, com a ponta a apontar para cima.

Tente não agarrar a ponta; ela tornar-se-á romba se for agarrada pelo porta-agulhas. Depois será difícil passar a ponta através da pele.

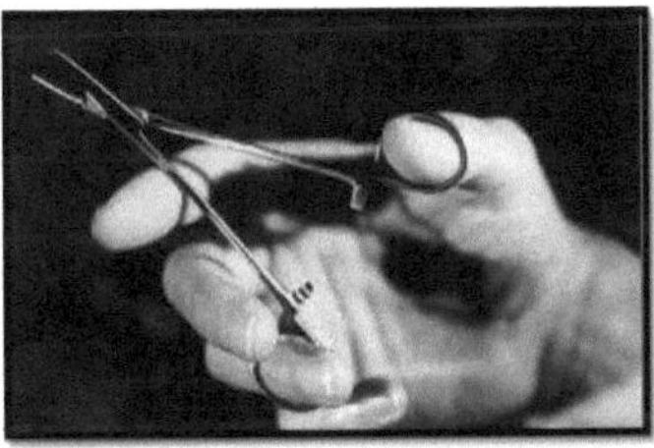

Figura. 53 Pinça do porta-agulhas33

Dicas de manuseamento de agulhas

As agulhas devem ser protegidas contra contaminação bacteriana e danos durante o manuseamento, aderindo às seguintes directrizes:

- Abrir pacotes de agulhas e preparar cuidadosamente as suturas, protegendo a afiação das agulhas.

- Certifique-se de que a agulha está livre de corrosão.

- Se utilizar agulhas oculares, certifique-se de que não têm bordas ásperas ou afiadas no interior do olho para desgastar ou quebrar os fios de sutura.

- Verificar também a presença de rebarbas ou asperezas nos olhos para assegurar uma fácil penetração e passagem através do tecido.

- Se uma agulha estiver defeituosa, descarte-a. Fixar cada agulha assim que for utilizada. Não permitir que as agulhas se soltem no campo esterilizado ou no suporte Mayo. Mantenha-as longe de esponjas e fitas para que não sejam arrastadas inadvertidamente para a ferida.

- Se uma agulha se partir, todas as peças devem ser contabilizadas.

- Contar todas as agulhas antes e depois da sua utilização, de acordo com o procedimento hospitalar. Conservar os pacotes contendo informação descritiva da quantidade e do tipo de agulha para agulhas de agulha para ajudar a determinar se todas as agulhas são contabilizadas

Estes passos devem ser seguidos para um manuseamento seguro das agulhas:

- Utilizar almofadas adesivas estéreis com ou sem ímanes ou almofadas magnéticas descartáveis para facilitar a contagem e a eliminação segura.

- As agulhas Swaged podem ser inseridas através ou no seu pacote original após a sua utilização. Um pacote vazio indica a falta de uma agulha.

- Não recolher agulhas usadas num copo ou outro recipiente de medicamentos, uma vez que devem então ser manuseadas individualmente para as contar.

- Isto pode potencialmente contaminar as luvas e aumentar o risco de um furo acidental.

* Descartar agulhas usadas num recipiente "cortante

O tamanho da agulha pode ser medido em polegadas ou em unidades métricas. As seguintes

medidas determinam o tamanho de uma agulha.

* **COMPRIMENTO DE CHORD - A** distância da linha recta desde a ponta de uma agulha

curva até ao swage.

* **COMPRIMENTO NECESSÁRIO - A** distância medida ao longo da própria agulha, de
ponta a ponta.

* **RADIUS - A** distância do centro do círculo ao corpo da agulha, se a curvatura da agulha

continuasse a fazer um círculo completo.

* **DIÂMETRO - O** calibre ou espessura do fio da agulha. São necessárias agulhas muito

pequenas de calibre fino para microcirurgia. Agulhas de calibre grande e pesado são

utilizadas para penetrar o esterno e para colocar suturas de retenção na parede abdominal.

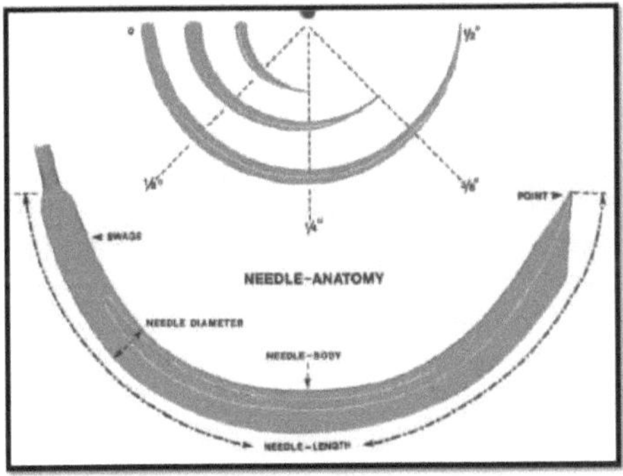

Figura. 54 Anatomia de Agulha10

<u>**TÉCNICAS DE SUTURA**</u>

Diferentes técnicas de sutura podem empregar a colocação de suturas periosteais ou não
periosteais: 10

1. Sutura interrompida

    a. Simples/ Circunferencial/ Loop directo

b. Figura de oito

c. Colchão - i) Vertical ii) Horizontal

d. Sutura de funda

e. Sutura de âncora

2. Suturação contínua

a. Interbloqueio

b. Colchão i) Horizontal ii) Vertical

c. Funda

d. Sutura Periosteal1

A escolha da técnica é geralmente feita com base numa combinação da preferência individual do operador, dos seus antecedentes educacionais e do seu nível de competência, bem como dos requisitos cirúrgicos.

1. SUTURAS INTERROMPIDAS

Indicações 10

As suturas interrompidas são mais frequentemente utilizadas para os seguintes fins:

1. Incisão vertical

2. Tuberosidade e áreas retromolares

3. Procedimentos de regeneração óssea com ou sem regeneração guiada de tecidos

4. Abas Widman, curetagem de abas abertas, abas não reposicionadas, ou abas posicionadas apicalmente onde é necessária uma cobertura interproximal máxima.

5. Áreas edêntulas

6. Abas de espessura parcial ou dividida

7. Implantes osseointegrados

Vantagens:

* As suturas interrompidas podem ser utilizadas em todas as áreas

* As suturas interrompidas são colocadas e amarradas individualmente.

* São a técnica de escolha se estiver preocupado com a limpeza da ferida.

* Se a ferida parecer estar a ficar infectada, algumas suturas podem ser facilmente removidas sem perturbar todo o encerramento.

Desvantagens:

* Demora mais tempo a colocar do que uma sutura contínua

a) <u>SUTURA SIMPLES / CIRCUNFERENCIAL / DIRECTA DE LAÇO</u>

Esta é a técnica de sutura mais frequentemente utilizada na medicina dentária. Pode ser aplicada na maioria dos procedimentos periodontais, para sutura periosteal, e para revestir retalhos em ENAP, retalho Widman modificado, alguma regeneração periodontal, alguns procedimentos de retalho exploratório, incisões verticais e horizontais e para estabilizar tecidos moles. [41]

A técnica é a seguinte: [10]

* Furar a superfície exterior da aba bucal com a agulha de sutura.

* Passar o fio e a agulha apical ao contacto interproximal e perfurar o aspecto interior da aba lingual com a agulha de sutura.

* Passar a agulha de sutura apical ao contacto interproximal em direcção ao aspecto bucal.

* Amarrar as extremidades livres da sutura. Cortar a sutura, deixando 2 a 3 mm de material de sutura.

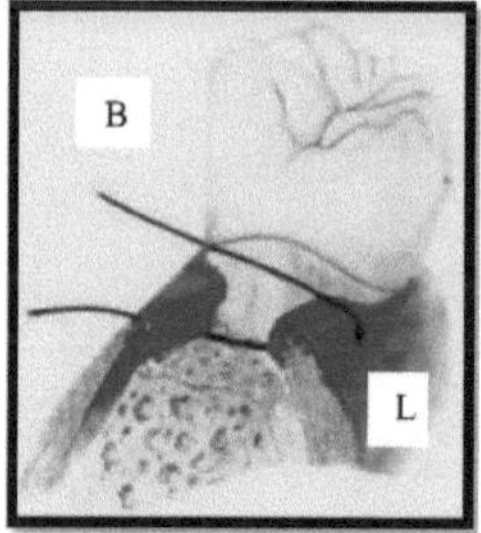 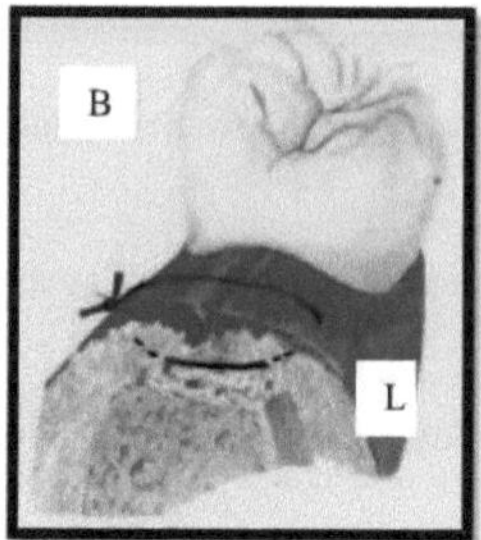

Figura.56 [10] Técnica de Sutura em Laço Simples

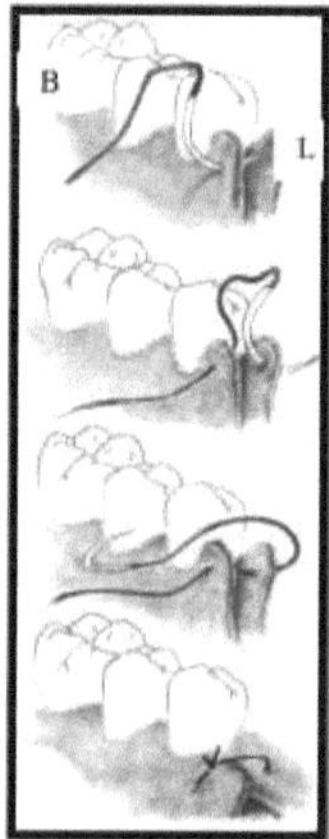

Figura. 57 Técnica de Sutura em Laço Simples

B) FIGURA DE OITO TÉCNICAS DE SUTURA:

Esta é outra técnica de sutura muito utilizada em cirurgia dentária e é frequentemente confundida com o simples laço. A figura-8 é útil quando se sutura no aspecto lingual dos molares inferiores, especialmente num paciente com um reflexo de mordaça activo ou com uma língua grande e pesada. [42]

A técnica é a seguinte [10]

* Furar a superfície exterior da aba bucal com a agulha de sutura.

* Passar o fio e a agulha apical ao contacto interproximal e perfurar o aspecto exterior da aba lingual com a agulha de sutura.

- Passar a agulha de sutura apical ao contacto interproximal e atar e cortar a restante sutura, deixando 2 a 3 mm.

- Passar o fio e a agulha apical ao contacto interproximal e perfurar o aspecto exterior da aba lingual com a agulha de sutura.

- Passar a agulha de sutura apical ao contacto interproximal e atar e cortar o restante.

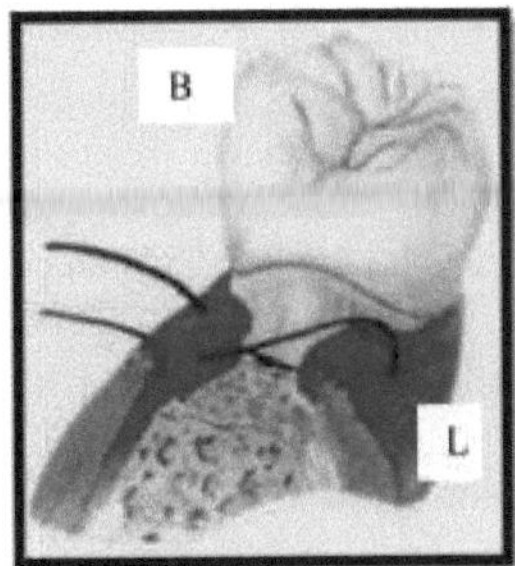
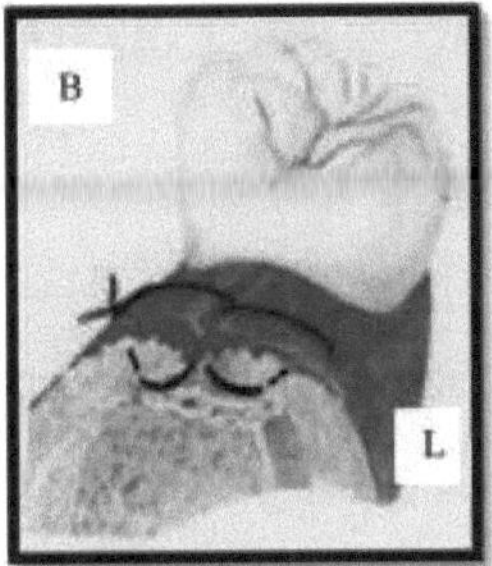

Figura. 58 Figura de Oito Técnica de Sutura

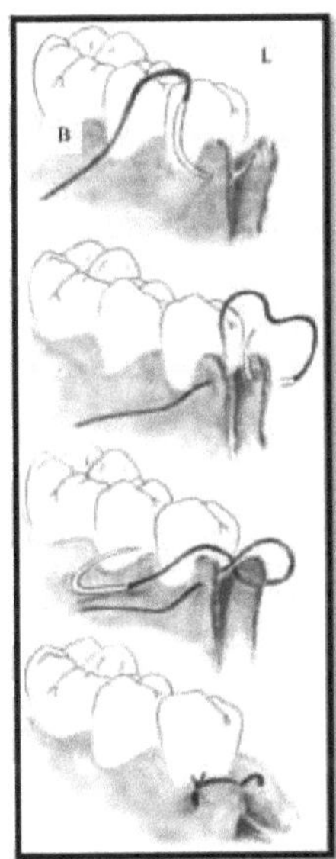

Figura. 58 Figura de Oito Técnica de Sutura

VANTAGEM: [42]

Acesso mais fácil entre os dentes

DESVANTAGEM: [42]

Haverá material de sutura interposta entre as abas que pode impedir uma aproximação ideal das bordas das abas em comparação com a técnica simples de sutura interrompida por laço. \

c) TÉCNICA DE SUTURA DE COLCHÃO:

Outra técnica de sutura, que é uma variação da sutura interrompida, é a técnica do colchão. Esta técnica é normalmente utilizada em áreas onde o fecho de aba sem tensão não pode ser realizado. [42] As técnicas de sutura de colchão são geralmente utilizadas para resistir à tracção muscular, manter sempre as bordas da ferida (isto mantém o epitélio afastado das estruturas subjacentes), e adaptar as abas de tecido firmemente às estruturas subjacentes (por exemplo, enxerto ósseo, enxerto de tecido, rebordo alveolar, membrana Bregenerativa, ou implante dentário). Quando se utiliza uma sutura de colchão, geralmente utiliza-se uma agulha de corte invertido 3/8 com um diâmetro de fio mais espesso (3-0 ou 4-0). Tradicionalmente, as suturas de colchão são deixadas no lugar durante 14 a 21 dias antes da dissolução ou remoção. [43]

i) TÉCNICA DE SUTURA DE COLCHÃO VERTICAL

A técnica de sutura de colchão vertical permite uma colocação precisa da aba e da papila. É frequentemente utilizada em conjunto com suturas periosteais. É frequentemente utilizada em procedimentos de terapia resectiva periodontal e regeneração guiada de tecidos (GTR). [44]

A técnica é a seguinte [44]

* Furar a aba bucal imediatamente acima da junção muco-gengival, ancorando a aba no perióteo subjacente.

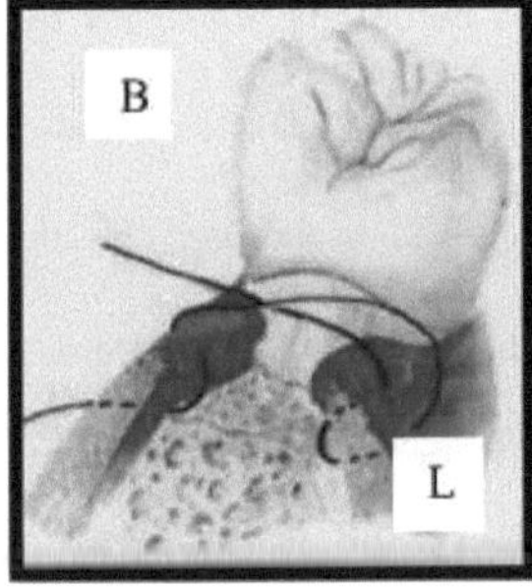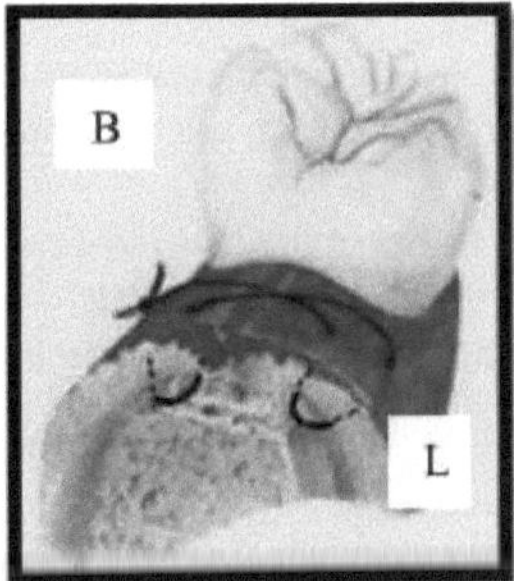

Figura. 59 Técnica de Sutura de Sutura Vertical-Mattress

* Note-se que o periósteo subjacente não foi reflectido para se envolver. A agulha deve emergir do centro da papila. Passar a agulha apical à área de contacto e ancorar a aba lingual da mesma forma, começando do centro da papila lingual a 2 a 3 mm das bordas da aba.

* Passar o fio e a agulha apical ao contacto interproximal e atar e cortar a sutura no lado bucal, deixando 2 a 3 mm de material de sutura.

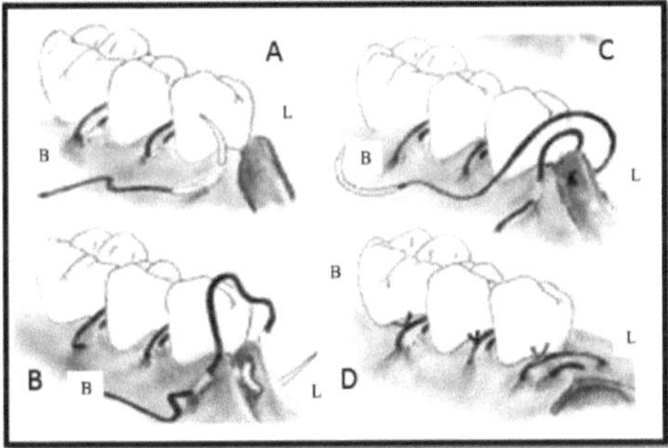

Figura. 60 Técnica de Sutura de Sutura Vertical-Mattress 10

ii) SUTURA DE COLCHÃO HORIZONTAL 44

O desenho da técnica de sutura de colchão horizontal resiste à tensão das abas causada pela tracção muscular e pela contracção dos tecidos moles. No entanto, são necessárias suturas adicionais para aproximar os bordos da ferida. A razão para isto é que a sutura de colchão horizontal é uma **linha de sutura secundária**. A colocação da sutura está afastada dos bordos da ferida e não permite o encerramento completo dos bordos da ferida. As **linhas de sutura primárias** são então colocadas para manter os bordos da ferida juntos, de modo a que a cicatrização possa ocorrer por intenção primária. Esta sutura pode ser deixada por um tempo prolongado, tal como em procedimentos de **aumento.**

A técnica é a seguinte:

a. Furar o lado externo da aba bucal a 3 a 4 mm da margem da aba.

b. Furar o lado interno da aba lingual 3 a 4 mm da margem da aba lingual.

c. Penetrar o lado externo da aba lingual 5 mm lateralmente a partir do 2° piercing.

d. Passar a agulha apical para o lado interno da aba bucal e atar as pontas livres.

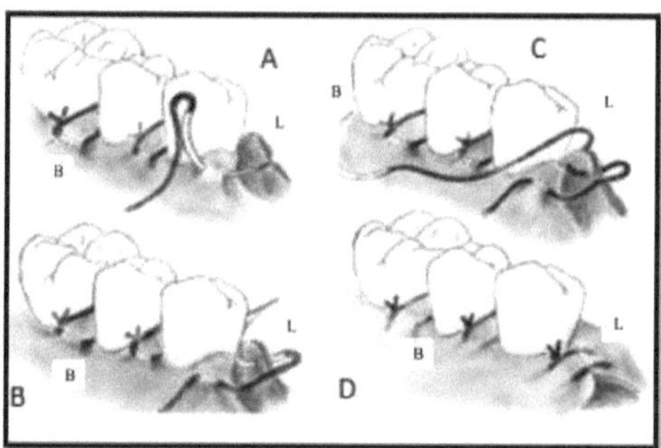

Figura. 61 Técnica de Sutura de Sutura de Colchão Horizontal

d) TÉCNICA DE SUTURA DE SUTURA 44

A indicação para a sutura da funda é a necessidade de reposicionar as abas na direcção coronal com ancoragem adicional dos dentes. A capacidade de variar a tensão e a posição vertical da aba para um dente ou implante permite ao cirurgião um bom controlo das forças extra da aba.

A técnica é a seguinte:

a. Furar o aspecto exterior da aba bucal na sua extremidade distal e passar a agulha apical ao contacto interproximal.

b. Envolver a sutura mesialmente à volta do dente e passar a agulha através do contacto interproximal e perfurar o aspecto interior da aba vestibular.

c. Passar o fio e a agulha apical o contacto interproximal mesial e enrolar a sutura à volta do dente, indo para distal.

d. Passar a agulha de sutura apical ao contacto interproximal distal e atar e cortar a sutura, deixando 2 a 3 mm de material de sutura.

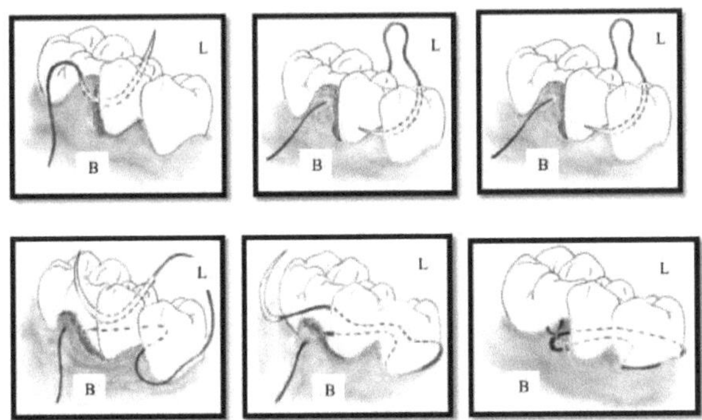

Figura. 62 Técnica de Sutura de Funda

e) SUTURA DE ANCORAGEM [45]

* O fecho da aba mesial ou distal a um dente, como no procedimento da cunha mesial ou distal, é melhor conseguido através da sutura de âncora.

* Esta sutura fecha as abas faciais e linguísticas e adapta-as firmemente contra o dente.

* A agulha é penetrada a partir do aspecto exterior da aba vestibular, perto da área do ângulo da linha do dente adjacente.

* O dente é ancorado passando o fio apical à área de contacto oposta, à volta do dente.

* A agulha é penetrada no aspecto interior da aba lingual e o fio é trazido no aspecto bucal para

    dar o nó.

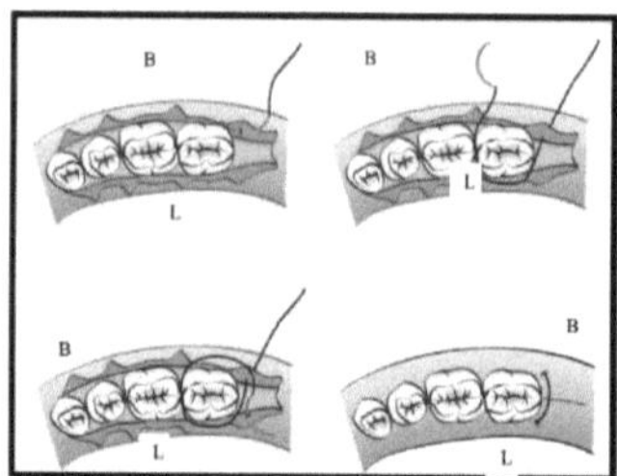

Figura 63 Sutura de Âncora [45]

2. <u>TÉCNICAS DE SUTURA CONTÍNUA</u>

Colocar as suturas uma e outra vez sem atar cada sutura individual.

• Se a ferida estiver muito limpa e for fácil juntar os bordos, um fecho contínuo é adequado e

mais rápido de executar.

• O encerramento contínuo é a técnica de escolha para ajudar a parar a hemorragia dos bordos da

pele, o que é importante, por exemplo, numa laceração do couro cabeludo.

Vantagens:

* Pode ser envolvido tantos dentes quantos forem necessários

* Minimiza o uso de nós

* Utiliza dentes para ancorar a aba

* Elimina a necessidade de suturas periosteais

* Permite a colocação independente de abas bucais, linguísticas ou palatinas

* Requer menos tempo tanto para colocação como para remoção.

Desvantagens:

* Se a quebra ou reabsorção ocorrer em qualquer parte do seu comprimento, uma porção ou a

    aba inteira pode soltar-se, expondo osso, implantes, enxertos, etc. A sutura inteira é apenas

    tão segura como o seu nó mais fraco. [44]

a) **TÉCNICA DE SUTURA DE INTERBLOQUEIO44**

Isto é utilizado para longos intervalos edêntulos, tais como **colocação de implantes, aumento de cumeeira, ou reduções**. É uma forma rápida e eficiente de fechar longas incisões horizontais ou verticais.

A técnica é a seguinte

a. A partir da extremidade distal, atar um simples laço e cortar apenas a extremidade livre.

b. Furar ambas as margens de flap 5mm lateralmente a partir do laço simples.

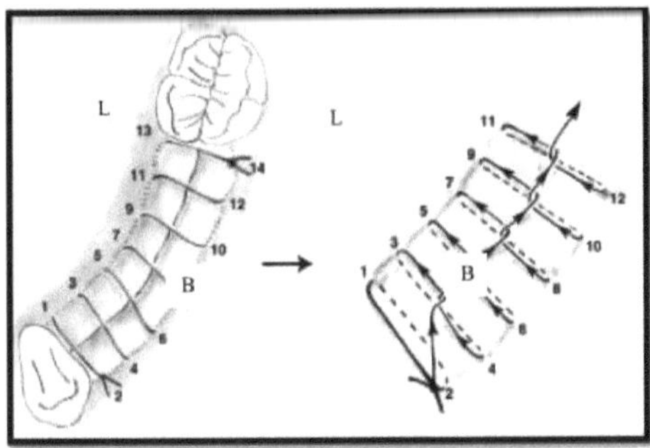

Figura. 64 Técnica de Sutura de Interbloqueio

c. Enfiar a agulha sob o último vão horizontal.

d. Em incrementos de 5 mm a partir do último segmento de bloqueio, furar ambas as margens de flap até que todo o vão seja fechado.

e. Deixar um pequeno laço de sutura no segmento final depois de perfurar ambas as margens de flap.

f. Utilizar o laço de sutura para amarrar a sutura. Cortar todas as extremidades em excesso, deixando 2 a 3 mm de material.

b) **TÉCNICA DE SUTURA DE COLCHÃO**

i) Técnica de sutura de colchão horizontal

ii) Técnica de sutura de colchão vertical

i) **TÉCNICA DE SUTURA DE SUTURA DE COLCHÃO HORIZONTAL44**

A técnica de sutura de sutura horizontal contínua inclui:

- Colocação inicial de sutura de laço simples interrompida

- Extensão horizontal da sutura
- Bloqueio da sutura

- Circuito final

- Amarrar a sutura

- Aplicação clínica

A sutura contínua de colchão horizontal é uma forma eficiente de obter uma adaptação segura de abas opostas em áreas desdentadas. Resistirá à tensão das abas devido à tracção dos músculos e irá sempre provocar deiscência nas bordas das abas. As aplicações da técnica do colchão horizontal contínuo são implantes e procedimentos regenerativos. Tal como com a técnica simples de colchão horizontal interrompido, é utilizado como uma linha de sutura secundária e necessitará de outra sutura para manter a aproximação das bordas das abas.

A técnica é a seguinte

- Atar um simples laço no aspecto distal e cortar a extremidade livre.

- Furar ambas as abas a 5 mm do laço simples inicial.

- Continuar os piercings em incrementos de 5 mm, alternando entre as abas bucais e
  linguísticas.

- No segmento final, deixar um pequeno laço de material de sutura depois de perfurar ambas as
  abas.

- Utilizar o laço de sutura para atar a sutura. Cortar todas as extremidades em excesso,
  deixando 2 a 3 mm de excesso.

ii) **TÉCNICA DE SUTURA DE SUTURA DE COLCHÃO VERTICAL** [44]

Podem ser utilizadas suturas contínuas de colchão vertical para procedimentos ressectivos de posicionamento apical da aba e para prevenir a recorrência de bolsas periodontais. É frequentemente utilizada para retalhos em **procedimentos** osseosos e **de alongamento de coroas**.

A técnica é a seguinte

- A partir do aspecto mesial, amarrar uma sutura de colchão vertical interrompida e cortar a extremidade livre.

- Envolver a sutura distalmente à volta do dente no aspecto vestibular e executar um colchão vertical no aspecto lingual.

- Passar a agulha apical à área de contacto e executar um colchão vertical sobre o aspecto bucal.

- Alternar o lado da colocação do colchão vertical e da funda ao longo de todo o vão.

- Deixar um pequeno laço de sutura no segmento final.

- Utilizar o laço de sutura para amarrar a sutura.

c) <u>TÉCNICA DE SUTURA-DA-LECHA / TÉCNICA DE SUTURA-DA-LECHA CONTÍNUA DEPENDENTE</u> [44]

Suturas contínuas **e independentes** são indicadas quando uma aba com múltiplas papilas é elevada num único lado. Esta é uma extensão da técnica de sutura de funda. A técnica pode ser aplicada para o outro lado se ambos os lados forem elevados.

A técnica de sutura contínua dependente pode ser utilizada se a cirurgia envolver uma aba periodontal para ambos os lados, ou seja, cirurgias ósseas, procedimentos de alongamento da coroa e desbridamento de aba aberta. A técnica de sutura contínua dependente tem uma melhor capacidade de variar a tensão do retalho do que a técnica de sutura contínua independente.

Para suturas contínuas e independentes da funda, a técnica é a seguinte

- Atar um simples laço e cortar a extremidade livre.

- Funda à volta do dente no lado lingual.

- Passar a agulha apical à área de contacto e ancorar a aba bucal perfurando o centro da papila

  2 a 3 mm a partir das margens da aba.

- Continuar a funda no lado lingual até que o vão seja fechado.

- No segmento final, deixar um laço de sutura. Amarrar as extremidades livres da sutura

  utilizando o laço de sutura.

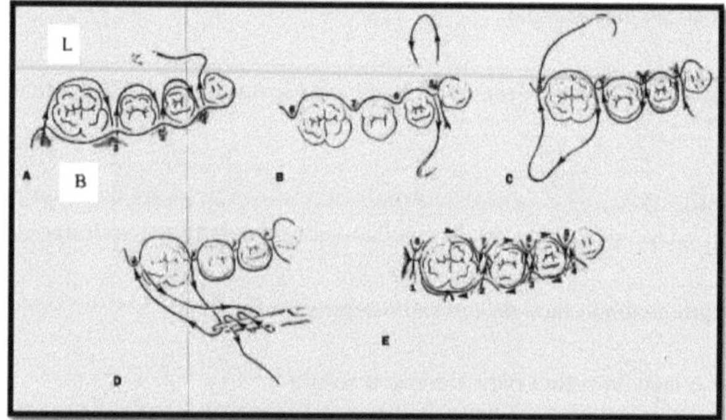

Figura 65 Funda contínua independente10

Para suturas de **atiradeiras contínuas dependentes**, a técnica é a seguinte

- Introduzir o aspecto exterior da aba bucal a partir do aspecto mesial e deixar uma extremidade
  livre.

- Passar a agulha pela área de contacto, primeiro furar a aba do lado oposto do aspecto interior,

  e depois retornar a agulha ao aspecto bucal onde se amarra à extremidade livre restante. As

  papilas devem ser ancoradas por perfuração de 2 a 3mm a partir das margens da aba.

- Continuar a funda em torno do aspecto lingual e furar a aba bucal a partir do aspecto exterior.

- Passar a agulha sob a área de contacto e furar a aba lingual a partir do seu aspecto interior.

- Passar a agulha pela área de contacto, primeiro furar a aba do lado oposto do aspecto interior,

  e depois retornar a agulha ao aspecto bucal onde se amarra à extremidade livre restante. As

  papilas devem ser ancoradas por perfuração de 2 a 3mm a partir das margens da aba.

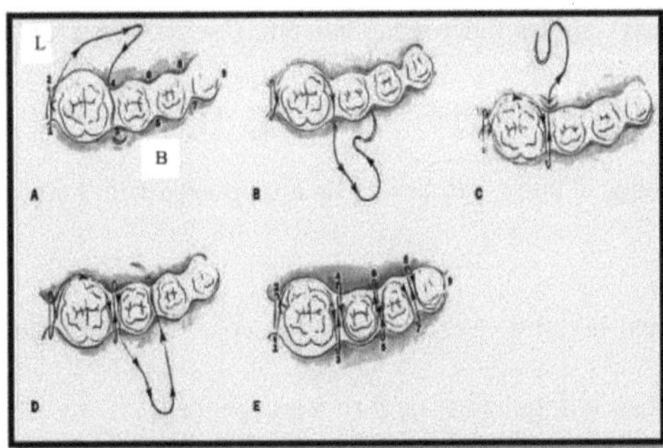

Figura. 66 Funda contínua dependente [10]

- Continuar a funda em torno do aspecto lingual e furar a aba bucal a partir do aspecto exterior.

- Passar a agulha sob a área de contacto e furar a aba lingual a partir do seu aspecto interior.

- Devolver a agulha ao aspecto vestibular e depois enrolar à volta do dente para entrar na área de contacto do próximo dente distal.

- Furar a parte inferior da aba lingual e voltar ao aspecto bucal onde o lado interior da aba bucal é furado.

- Agora, voltar através da área de contacto onde uma funda é formada distalmente e depois o aspecto interior da aba bucal é engatado.

- Continuar distalmente ancorando as abas, alternando entre os lados bucal e lingual até que todo o vão esteja seguro.

- No segmento final, deixar um grande laço para atar as extremidades livres da sutura.

d) **SUTURA PERIOSTEAL** [10]

As suturas periosteais são um método de utilização do periósteo como ancoragem para o controlo de tecidos mais móveis. A alça periosteal mantém a aba numa posição apical, circundando e apertando uma quantidade de tecido mucoso na parte apical da aba. Quando utilizada em combinação com uma técnica suspensiva, a sutura periosteal torna-se uma variação da sutura do colchão invertido vertical. A diferença significativa é que o material de sutura é fixado nos tecidos da mucosa abaixo da junção muco-gengival em vez de nos tecidos gengivais. Isto supostamente minimiza a tendência para as abas subirem à volta do pescoço dos dentes, o que iria derrotar o propósito de redução de bolsas através de abas posicionadas apicalmente.

A sutura de colchão periosteal invertido vertical pode ser colocada como sutura contínua para fixar as abas periodontais bucais e linguísticas de forma independente.

1. **Penetração**: A ponta da agulha é posicionada perpendicularmente (90°) à superfície do tecido e ao osso subjacente. É depois inserida completamente através do tecido até o osso ser engatado. Isto é em oposição ao habitual ângulo de inserção da agulha de 30°.

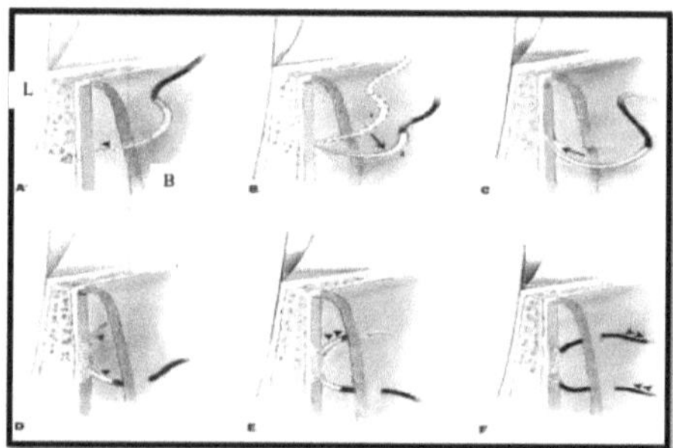

Figura 67 Sutura periosteal [10]

2. **Rotação**: O corpo da agulha é agora rodado em torno da ponta da agulha na direcção oposta àquela em que a agulha se destina a viajar. A ponta da agulha é apertada firmemente contra o osso de modo a não danificar ou embotar a ponta da agulha.

3. **Deslizar**: A ponta da agulha é agora autorizada a deslizar contra o osso apenas por uma curta distância. Deve ter-se o cuidado de não levantar ou danificar o periósteo.

4. **Rotação**: À medida que a agulha desliza contra o osso, é rodada sobre o corpo, seguindo o seu contorno de circunferência. Desta forma, a agulha não será empurrada através do tecido, resultando no levantamento ou rasgamento do periósteo.

5. **Saída**: A fase final de deslizamento e rotação é a saída da agulha. A agulha é feita para sair do tecido através da aplicação suave da pressão de cima, permitindo assim que a ponta perfure o tecido. Se for utilizada pressão digital, deve ter-se cuidado para evitar danos pessoais.

3. MODIFICAÇÕES DAS TÉCNICAS DE SUTURA

a) TÉCNICAS ESPECIALIZADAS DE SUTURO INTERRUPTO PARA REGENERAÇÃO ÓSSEA E ZONAS RETROMOLARES E DE TUBEROSIDADE. MODIFICAÇÃO DE LAURISSILIOS. [10]

A sutura de colchão modificado Laurell (1993) para posicionamento de retalho coronal e cobertura de retalho primário é uma técnica que, embora capaz de ser empregue em todas as técnicas regenerativas, é utilizada predominantemente quando são utilizadas incisões interproximais normais.

Comece por baixo da papila (2-4 mm) e introduza a agulha até e depois através da superfície inferior da aba lingual. A agulha de sutura é então reinserida lingualmente 2-4 mm acima da sutura inicial e continua até e depois através da aba vestibular. A sutura é então trazida lingualmente sobre o aspecto coronal da aba e através do laço. A sutura é depois devolvida por via bucal e suturada. [44]

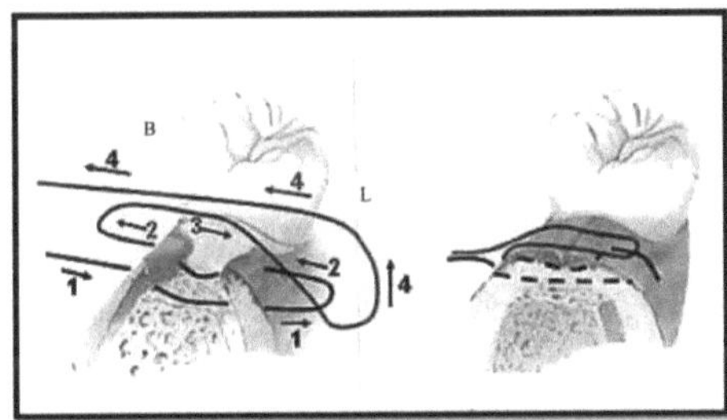

Figura 68 Técnicas especializadas de sutura interrompida para regeneração óssea e áreas retromolares e tuberosas. Modificação de Laurell [10]

b. **TÉCNICA DE SUTURA DE ABA MODIFICADA** [10]

Esta técnica (Cortellini et al 1995) foi introduzida especificamente para alcançar a máxima cobertura interproximal e o encerramento primário sobre defeito intra-ósseo é tratado por GTR. A técnica de retalho modificado requer que a incisão inicial seja feita nos ângulos da linha vestibular na área do defeito interproximal. Trata-se de uma técnica de preservação papilar. A sutura permite o posicionamento coronal, a estabilização da aba, e o fecho interproximal primário.

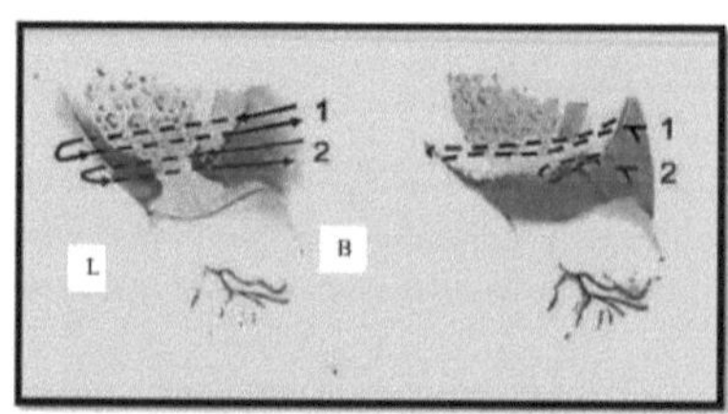

Figura 69 Técnica Modificada de Sutura de Aba [10]

A primeira sutura é iniciada bucalmente 5-6 mm abaixo da incisão inicial. A sutura é passada através das abas bucais e palatinas. Depois é reinserida palatinalmente e deixa-se sair a aba vestibular 2 mm acima das colocações iniciais. Isto é amarrado e deve estabilizar o corpo da aba.

A segunda sutura é agora iniciada 3-4 mm abaixo da incisão inicial e acima da primeira sutura.

A sutura é passada através da papila interproximal e devolvida como uma sutura de colchão horizontal na superfície bucal e amarrada.

c. **MODIFICAÇÃO DA SUTURA RETROMOLAR PARA COBERTURA PRIMÁRIA**. [10]

Esta técnica (Hutchenson 2005) foi especialmente concebida para ganhar contacto íntimo do dente de tecido onde se está a tentar regenerar. É empregada quando existe um defeito intra-bónico distal até ao último dente nos dentes inferiores. Não só permite o fechamento primário da aba, mas também uma aproximação próxima do tecido no aspecto distal do dente. A sutura é iniciada no mesiovestibular do dente terminal. A sutura é passada através da interproximal até à distal e inserida apenas através da face inferior da aba vestibular. A sutura é levada quase 360°

em redor do dente, começando lingualmente e continuando por vestibular até atingir novamente a

superfície distal. A agulha é passada através da superfície inferior da aba lingual e amarrada na

superfície vestibular.

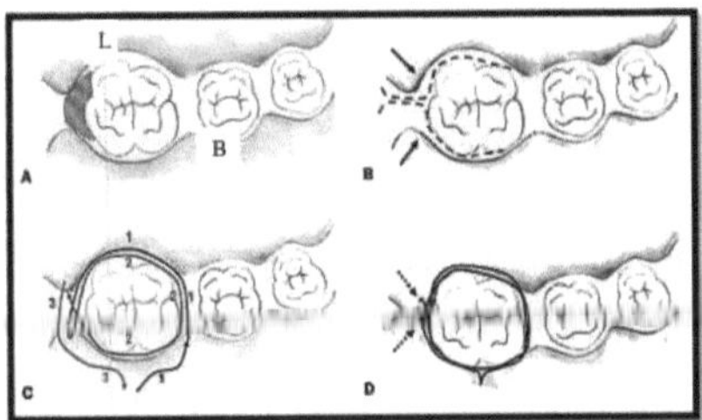

Figura 70 Modificação da Sutura Retromolar para Cobertura Primária.
10

d. **COLCHÃO VERTICAL ANCORADO MODIFICADO** [46]

As suturas de colchão verticais ancoradas são colocadas na região papilar de cada dente que

beneficia da preparação de túneis. A agulha é inserida bucalmente através da aba (e do enxerto,

se presente) adjacente mas não apical à junção muco-gengival. A agulha reaparece

aproximadamente 1 mm apicalmente à ponta das papilas.

A agulha é então recapturada, desliza por baixo do ponto de contacto para reaparecer no lado

lingual e é enrolada à volta do ponto de contacto estriado. O nó é atado no aspecto bucal da

sutura com suave pressão, permitindo o deslocamento do complexo gengivo-papilar. O

procedimento é repetido para cada área interdentária para estabilizar os tecidos vestibulares

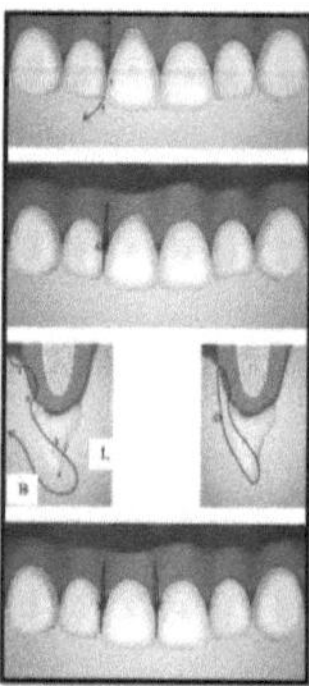

Figura 71 Colchão vertical ancorado modificado [46]

e. COLCHÃO HORIZONTAL ANCORADO MODIFICADO [46]

Após a conclusão de todas as suturas verticais, são realizadas suturas horizontais a fim de completar a visualização do complexo gengiva-papilar vestibular. O ajuste destas suturas varia em função do eixo da recessão.

Em caso de grande recessão simétrica, a agulha é inserida através da aba (e do enxerto, se presente) 1- 2 mm apical à margem da aba na linha distal da raiz, e reaparece 1-2 mm apical à margem da aba na linha mesial da raiz.

* A agulha é então recapturada, guiada palaticamente sobre o ponto de contacto estriado, e desliza

  da região palatal para a região bucal para a embrulhada.

* A agulha é recapturada bucalmente, passada em frente do aspecto bucal da coroa, e inserida na embrulhadura distal por baixo do ponto de contacto.

* A agulha é novamente recapturada e passa por cima do ponto de contacto para reaparecer vestibularmente. O nó é atado até ser atingido o deslocamento desejado do tecido. No caso de recessão assimétrica, a sutura é colocada em ambos os lados do eixo de recessão gengival, seguindo-se depois o mesmo procedimento. Este desenho ajuda a compensar a assimetria da recessão.

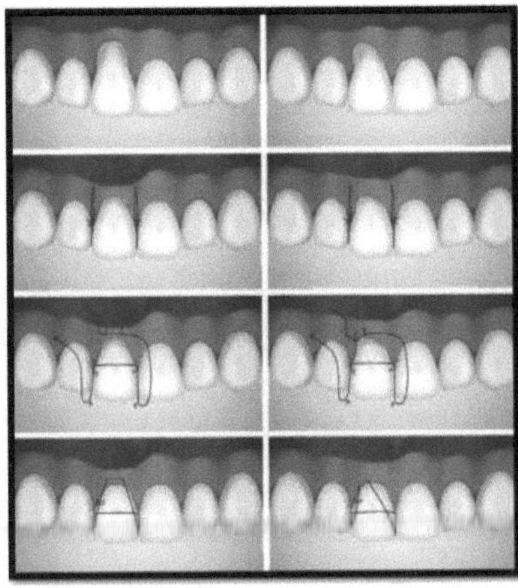

Figura 72 Colchão horizontal ancorado modificado [46]

<u>RESUMO DAS TÉCNICAS DE SUTURA</u> [44]

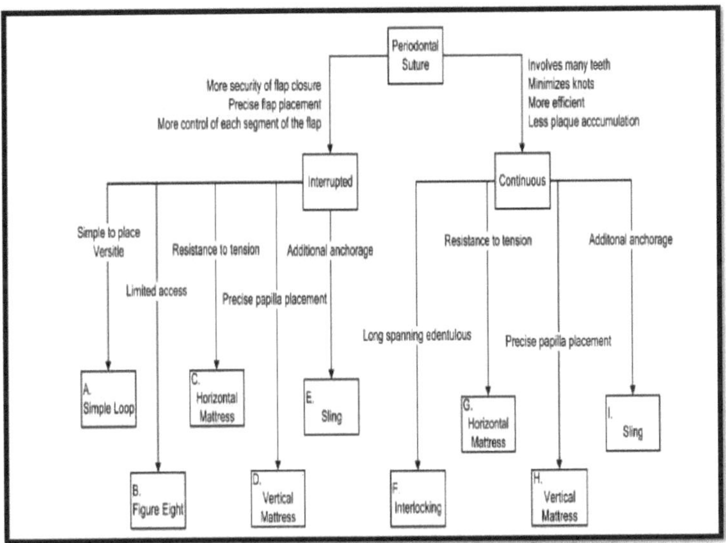

- A técnica do loop simples é fácil de colocar e pode ser utilizada em diversas aplicações.

- A técnica da figura oito pode ser aplicada em papilas interproximais com acesso limitado para aproximação sob a aba.

- A técnica do colchão horizontal é indicada quando a tracção muscular coloca tensão na aba.

- A técnica de sutura vertical pode ser combinada com sutura periosteal para aba apicalmente posicionada quando o periósteo não é reflectido a partir do osso.

- As suturas de funda podem ser usadas quando é necessário ancoragem coronal adicional.

- As suturas contínuas entrelaçadas podem ser utilizadas para fechar cumeadas desdentadas de longa duração.

- A técnica de sutura horizontal contínua tem as mesmas indicações que a técnica de sutura horizontal interrompida para um amplo aumento de tecido macio e duro como uma linha de sutura secundária.

- A técnica de colchão vertical contínuo é indicada para cirurgias ressectivas para dentes múltiplos que requerem retalho apicalmente posicionado.

- A técnica de sutura contínua pode ser utilizada para procedimentos periodontais amplos com necessidade de ancoragem adicional

SUTURAS EM VÁRIOS PROCEDIMENTOS PERIODONTAIS

- Com a cirurgia óssea de aba, foram usadas frequentemente suturas contínuas de funda e suturas interrompidas de colchão vertical.

- Os implantes sem GBR foram suturados principalmente apenas com suturas simples interrompidas.

- Em GTR, foram utilizados colchões verticais interrompidos, colchões horizontais interrompidos, e suturas de funda interrompidas.

- Os enxertos de tecido mole foram suturados predominantemente usando suturas de funda contínuas ou interrompidas.

"Suture security is the ability of the knot and material to maintain tissue approximation during the healing process" (Thacker e colegas, 1975). O fracasso é geralmente o resultado da desatação devido ao deslizamento ou ruptura do nó. Uma vez que a resistência do nó é sempre inferior à resistência à tracção do material, quando é aplicada força, o local da ruptura é sempre o nó (Worsfield, 1961; Thacker e colegas, 1975). Isto acontece porque as forças de corte produzidas no nó levam à ruptura. [10]

Um nó suturado tem três componentes (Thacker e colegas, 1975):[10]

1. O laço criado pelo nó

2. O nó em si, que é composto por uma série de "lançamentos" apertados; cada lançamento representa uma trama das duas cordas

3. As orelhas, que são as extremidades cortadas da sutura

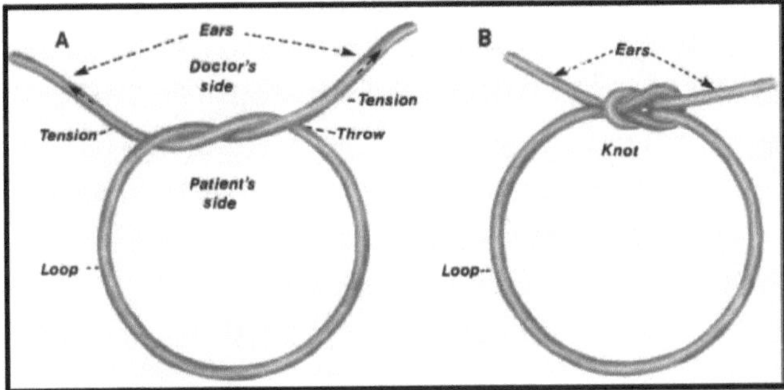

Figura. 73 Anatomia dos nós. Vários componentes do nó antes da sua conclusão. B, Anatomia do nó completado. [1]

Os princípios gerais de ligação por nó que se aplicam a todos os materiais de sutura são:

1. O nó completado deve ser firme, e tão atado que escorregar é virtualmente impossível. O nó mais simples para o material é o mais desejável.

2. O nó deve ser tão pequeno quanto possível para evitar uma quantidade excessiva de reacção do tecido quando são utilizadas suturas absorvíveis, ou para minimizar a reacção do corpo estranho a suturas não absorvíveis. As extremidades devem ser cortadas o mais curto possível.

3. Ao atar qualquer nó, deve ser evitado o atrito entre fios ("serragem"), uma vez que isto pode enfraquecer a integridade da sutura.

4. Deve-se ter o cuidado de evitar danos no material de sutura ao manuseá-lo. Evitar a aplicação de instrumentos cirúrgicos, tais como porta-agulhas e pinças, ao fio, excepto quando se agarra a extremidade livre da sutura durante a amarração de um instrumento.

5. A tensão excessiva aplicada pelo cirurgião provocará a quebra da sutura e poderá cortar tecido. A prática de evitar tensão excessiva leva ao uso bem sucedido de materiais de calibre mais fino.

6. As suturas utilizadas para a aproximação não devem ser amarradas com demasiada força, porque isto pode contribuir para o estrangulamento dos tecidos.

7. Após o primeiro laço ser atado, é necessário manter a tracção numa extremidade do cordão para evitar o afrouxamento do lançamento se estiver atado sob qualquer tensão.

8. A tensão final no lançamento final deve ser tão horizontal quanto possível.

9. O cirurgião não deve hesitar em mudar de postura ou posição em relação ao paciente, a fim de colocar um nó de forma segura e plana.

10. Os laços extra não contribuem para a força de um nó devidamente atado e quadrado. Apenas contribuem para o seu volume. [32]

Os quatro nós mais utilizados em cirurgia periodontal são Nó quadrado, Nó de avozinha, Nó

de cirurgião 2 - 1 e Nó de cirurgião 2-2.

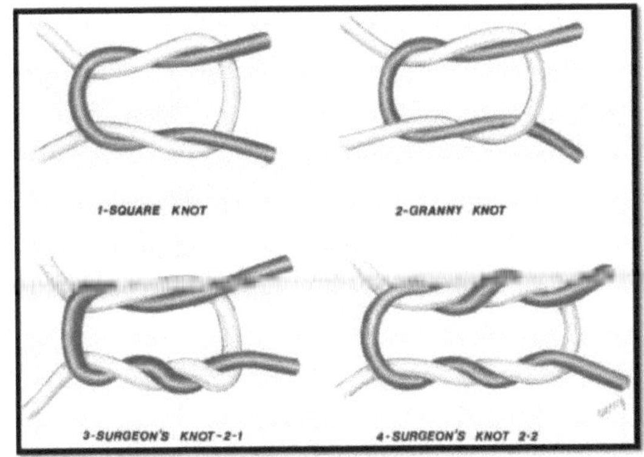

Figura. 74 Nós de sutura. [10]

Num estudo, Thacker (1975) descobriu que o nó de avozinha era o menos seguro, exigindo

sempre mais lançamentos ou gravatas para conseguir a mesma força de nó que o quadrado ou nó

cirúrgico. Para materiais com um elevado grau de deslizamento (monofilamento ou suturas

revestidas), recomendavam-se lançamentos planos e quadrados, com todos os lançamentos

adicionais a serem feitos ao quadrado. Cortar as orelhas da sutura demasiado curta é contra-

indicado quando o deslizamento é grande, porque o nó será desatado se o deslizamento exceder o

comprimento das orelhas. Os nós frouxamente atados demonstraram ter o maior grau de

deslizamento, enquanto que em nós apertados, o deslizamento não foi um factor significativo. [10]

TÉCNICAS DE AMARRAÇÃO DE NÓ

Uma parte importante de uma boa técnica de sutura é o método correcto de atar os nós. Se as 2

extremidades da sutura forem puxadas em direcções opostas com velocidade e tensão uniformes,

o nó pode ser atado de forma mais segura. Seguem-se as técnicas de atadura de nó mais

frequentemente utilizadas com ilustrações de nós acabados. [32]

<u>**NÓ QUADRADO/ NÓ DE SEGURANÇA**</u>

O nó quadrado é o mais fácil e o mais fiável para atar a maioria dos materiais de sutura. Uma vez atados, os nós são seguros. O primeiro lançamento é colocado na posição precisa para o nó, usando um laço duplo. O segundo lance é atado usando tensão horizontal. São desejáveis 2 arremessos adicionais. Devem ser efectuados 4 lançamentos e as extremidades devem ser cortadas em comprimento. [29]

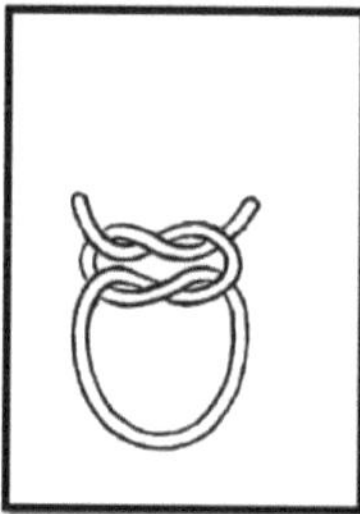
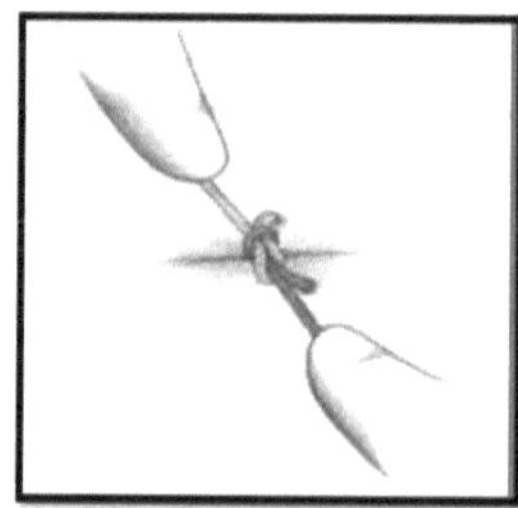

Figura. 75 Nó quadrado [32, 47]

CUIDADO: Se os fios de um nó quadrado forem inadvertidamente cruzados de forma incorrecta, resultará um nó de avozinha. Os nós de avozinha não são recomendados porque têm tendência a escorregar quando sujeitos a maior stress. [2] quando se utiliza catgut crómico de seda ou material de sutura de catgut simples, pode ser utilizado um deslize (nó de avozinha). Envolve uma gravata numa direcção seguida de uma segunda gravata na mesma direcção e de uma terceira gravata na direcção oposta para fazer o nó quadrado e segurá-lo com segurança. [29]

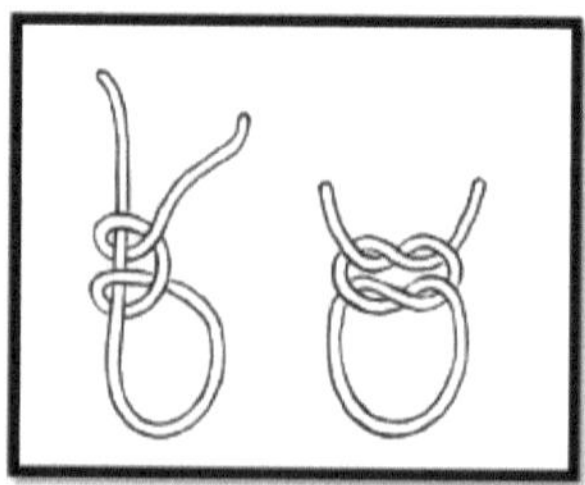

Figura. 76 Nó de avozinha [47]

O nó do cirurgião também pode ser executado utilizando uma técnica de 1 mão. É formado por 2 lançamentos da sutura à volta do porta-agulhas na primeira gravata e um lançamento na direcção oposta na segunda gravata. Devido ao lançamento duplo, o nó dos cirurgiões oferece a vantagem de reduzir o deslizamento da primeira gravata, enquanto que a segunda gravata é colocada no lugar. Um terceiro laço ao quadrado no nó do cirurgião é normalmente feito para fixação. Materiais de sutura sintéticos reabsorvíveis e não reabsorvíveis podem ser utilizados para evitar a

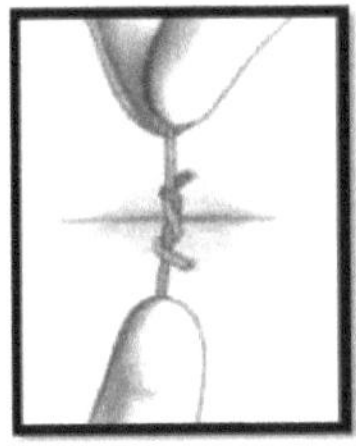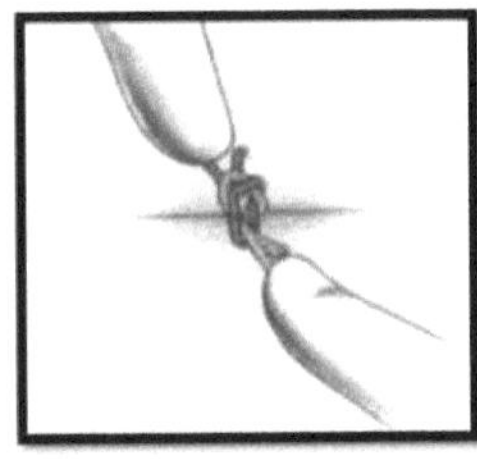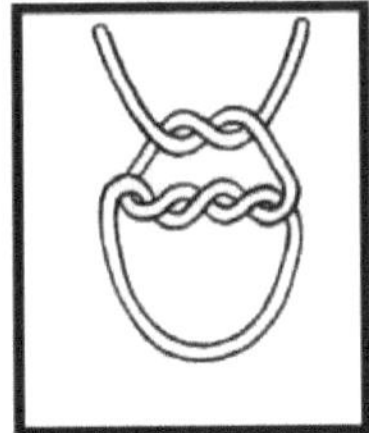

desatarraxagem inoportuna do nó. [3]

Figura. 77 Arremesso do primeiro nó do cirurgião [32] Arremesso do segundo nó do cirurgião32 Arremesso do cirurgião47

1. Muitas falhas de sutura são devidas ao nó e não ao material de sutura.

2. A fiabilidade de quaisquer nós deve ser temperada pela constatação de que existe uma grande variação nos nós de diferentes operadores e em diferentes nós do mesmo operador.

3. O nó quadrado é mais fiável do que o nó do cirurgião. Este último é suficientemente difícil de puxar para baixo para que não escorregue para fora.

4. O material de nó menos fiável é feito em material de sutura de categute liso. Isto raramente é seguro em nós quadrados ou de cirurgião.

5. Nota-se uma marcada diferença no poder de retenção dos nós de catgut no estado seco e no estado húmido. Um nó que é perfeitamente seguro quando seco pode escorregar facilmente quando humedecido com soro. É afirmado que esta falha se deve em grande parte ao aumento acentuado da elasticidade do categute (particularmente liso) quando molhado com soro ou soro.

6. Outro factor na falha dos nós de catgut é o inchaço do próprio material quando humedecido (aproximadamente 50%). Isto, sem dúvida, tem uma tendência para afrouxar os lançamentos do nó.

7. Os nós feitos em linho ou sutura de seda são muito mais seguros do que os de catgut. A molhagem destes com soro não tem tendência a provocar o seu escorregamento.

8. O corte das extremidades da sutura com menos de 5 Mm. para o categute e 3 Mm. para o linho ou seda é um risco distinto para o nó.

9. Se o nó se mantiver, o ponto mais fraco seguinte é imediatamente adjacente a ele, onde as fibras de sutura foram fracturadas na amarração.

REMOÇÃO DA SUTURA

As suturas devem ser removidas o mais cedo possível para prevenir ou minimizar a reacção de sutura e as marcas de sutura, mas devem permanecer no local o tempo suficiente para evitar a deiscência da ferida e a propagação de cicatrizes. [48] As suturas são utilizadas para a estabilização de feridas e devem ser removidas quando tiver sido alcançada uma resistência suficiente do tecido. Isto é normalmente entre 5 e 10 dias, e na maioria dos casos, estas suturas são removidas em 7 dias. [10] É geralmente fácil e não deve causar mais do que uma sensação de beliscão ao doente. [40]

MATERIAIS [10]

1. Tesoura

2. Alicate de algodão

3. Escalador de duas pontas

4. Peróxido de hidrogénio

5. Anestesia tópica

6. Cotonetes de algodão.

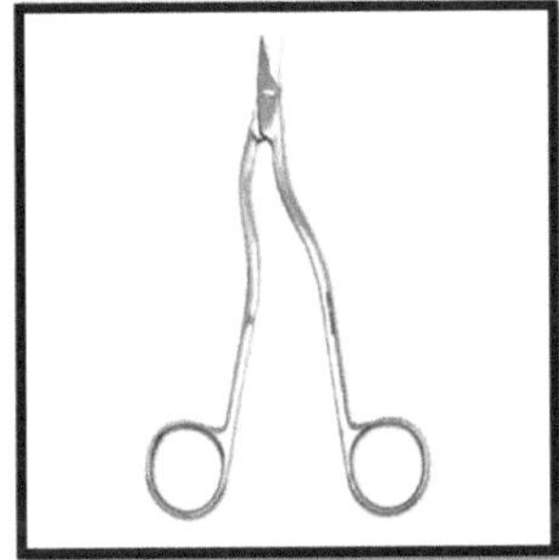

Figura. 78

MÉTODO [10]

1. O escaler é utilizado para remover o penso. O penso deve ser afrouxado primeiro em direcção apicocoronal. Isto irá colocar a tensão contra os dentes e não contra o tecido.

2. A área é então suavemente esfregada com peróxido de hidrogénio para mover o sangue coagulado, soro e detritos e é lavada com água quente.

3. A anestesia tópica pode ser opcionalmente aplicada para redução da sensibilidade do paciente antes da remoção da sutura.

4. Uma tesoura afiada deve ser utilizada para cortar os anéis das suturas individuais ou contínuas. É muitas vezes útil utilizar a ponta de um explorador para levantar suavemente a sutura do tecido antes de cortar. Isto evitará danos nos tecidos e dores desnecessárias.

5. As suturas interrompidas só precisam de ser cortadas no aspecto facial próximo do tecido.

6. As suturas contínuas exigirão cortes tanto bucais como linguísticos.

7. Uma vez removidas as suturas, a área deve ser novamente esfregada com peróxido de hidrogénio ou gluconato de clorhexidina para remover quaisquer detritos residuais.

8. Os dentes devem ser polidos para a remoção completa de detritos e manchas.

9. O controlo da placa deve ser novamente revisto.

COMPLICAÇÕES

As possíveis complicações da sutura são

1. Efeito de capilaridade

2. Abcesso de pontos

3. Necrose da porção marginal da aba e cura retardada.

4. Linha de caminho-de-ferro

1. EFEITO DE PATAGAMENTO

Wicking é o fenómeno de bactérias que se movem ao longo ou dentro de materiais de sutura multifilamentos. [50] As bactérias e os fluidos orais podem ser transmitidos para uma ferida através de uma acção de "capilaridade". Em comparação com suturas monofilamentares, as suturas multifilamentares têm boas propriedades de manipulação, bem como segurança dos nós.

No entanto, as suturas multifilamentares têm a propriedade de capilaridade que ajuda a capilarizar o fluido da ferida. Assim, provoca a propagação da infecção em todo o local da ferida. Isto foi causado por bactérias que colonizaram os interstícios da sutura multifilamentar. [51]

As bactérias abrigadas dentro dos interstícios produziram a resposta grave dos tecidos. As suturas colocadas após a cirurgia são parcialmente embutidas no tecido e parcialmente banhadas em saliva, com uma concentração média de aproximadamente 750 milhões de bactérias/ml. [52]

A inflamação causada por estas bactérias produz eritema em redor das feridas de perfuração e leva os clínicos a suspeitarem que a sutura está a ser suturada. [53]

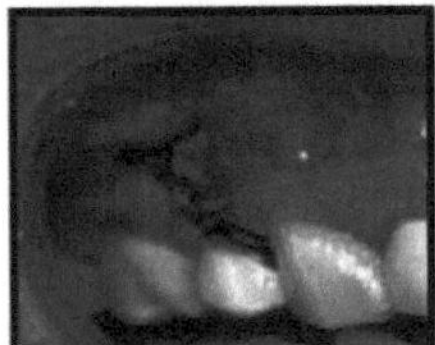

Figura. 80 o Efeito Wicking

2. ASSISTÊNCIA DE ESTRUTURA

O abcesso de pontos pode ser uma reacção ao material de sutura utilizado ou um possível papel de implantação do epitélio durante o procedimento. O abscesso é tratado de forma conservadora com curetagem da área e prescrição de antibióticos. [54]

Se as suturas não reabsorvíveis como a seda, forem deixadas no lugar durante mais tempo, o chumbo para a formação do abscesso, que é conhecido como Abscesso de Pontos.

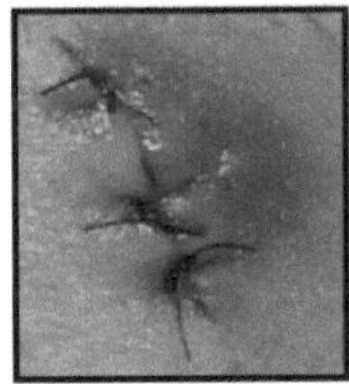

Figura. 81 Abscesso de pontos

3. NECROSE DA PORÇÃO MARGINAL DA ABA E CURA RETARDADA.

Após qualquer recontagem final necessária e desbaste dos tecidos gengivais, as abas são colocadas passivamente em posição. O cirurgião não deve confiar em suturas para puxar a aba para além do seu posicionamento passivo, uma vez que a tensão é criada na aba. Tal tensão interfere potencialmente com o fornecimento de sangue à gengiva e aumenta a probabilidade de as suturas puxarem através dos tecidos, dificultando assim a estabilidade da ferida. O resultado pode ser necrose da porção marginal da aba e atraso na cicatrização. Uma tensão excessiva nas feridas resultará no branqueamento das abas e dos bordos da ferida. Isto pode resultar em necrose na borda da ferida, como resultado de interferência no fornecimento de sangue. 55

4. TRANSPORTE FERROVIÁRIO

Outra complicação é o rasgamento da aba pela sutura, resultando em "rastos", que são pequenos cortes deixados pela sutura à medida que esta disseca através do tecido. Estes trilhos contribuem frequentemente para a retracção da aba, exposição do enxerto, e dor pós-operatória, que são chamados **"trilhos ferroviários"**. 56

SUTURAS INTERROMPIDAS49

A sutura interrompida é agarrada com uma pinça fina no nó e é cortada no lado oposto ao nó no ponto de entrada da sutura na pele. Em seguida, a sutura é suavemente puxada para fora, puxando em direcção à borda da ferida.

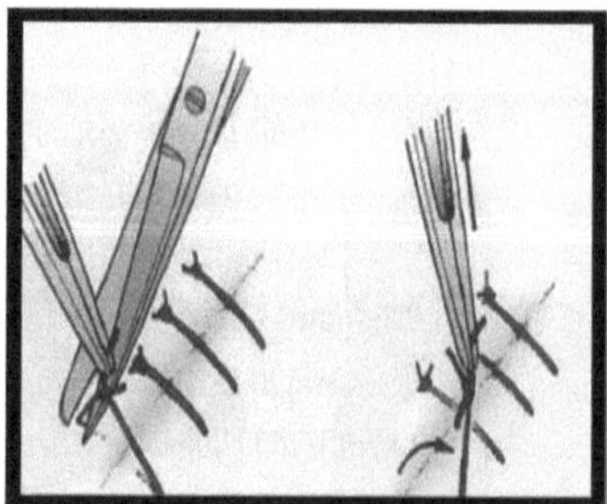

Figura. 79 remoção da sutura interrompida

<u>**SUTURAS DE COLCHÃO** [40]</u>

A remoção das suturas dos colchões pode ser um pouco mais difícil.

1.Pegar no nó e tentar levantá-lo um pouco para cima; isto deve permitir ver um espaço entre os

fios de sutura.

2. Cortar um fio da sutura sob o nó.

3. Retirar o ponto inteiro agarrando o nó com uma pinça ou pinça e puxando suavemente.

Esta sutura será um pouco mais difícil de remover do que uma simples sutura.

4. Se cortar acidentalmente ambas as extremidades da sutura, deixará o material de sutura para
trás.

5. Olhe para o lado oposto para a sutura. Agarrá-la com uma pinça ou pinça, e remover

suavemente o material de sutura restante.

<u>**SUTURAS CONTÍNUAS49**</u>

Uma sutura contínua é removida cortando cada outro laço e agarrando o laço interveniente com

fórceps e puxando-o para fora.

<u>**AVANÇOS RECENTES**</u>

A sutura é a técnica mais utilizada e difundida para a coaptação apropriada da borda, mas estão a

ser estudados biomateriais e técnicas mais recentes com o objectivo de unir e manter os tecidos

incisos estáveis e evitar a penetração de corpos estranhos.

Um desses materiais são os adesivos à base de cianoacrilato que comummente utilizados em

cirurgia periodontal, incluindo enxertos gengivais livres, tem demonstrado facilidade e eficiência,

minimizando os problemas gerados pela sutura do fio, e mostrando uma toxicidade mínima e

baixo custo. [1,2,3,4,5]

SUTURAS ANTIMICROBIANAS

As infecções devidas à fixação bacteriana e à proliferação nas superfícies dos dispositivos ou implantes são as principais preocupações durante os procedimentos reconstrutivos e a utilização de dispositivos biomédicos implantáveis. [6,7]

As complicações pós-operatórias mais comuns são o local cirúrgico localizadoinfecções (SSIs) cuja ocorrência foi estimada em 5% de todos os procedimentos (8h). [9]

Em geral, as infecções As infecções do local são categorizadas em três classes: incisional superficial, incisional profunda e infecções orgânicas/espaciais ou intracavitárias.[10] Staphylococcus aureus, uma classe de gram positivo bactérias, capazes de colonizar na superfície dos implantes médicos, eram principalmente responsáveis por a incidência de 23% de infecções do sítio cirúrgico. [11]

O crescimento bacteriano no sítio cirúrgico assemelha-se tanto à formação do biofilme sobre as suturas. A quitina (polissacarídeo natural) com propriedade antimicrobiana pode acelerar eficazmente a cicatrização de feridas e proporcionar protecção contra infecções de feridas. [12] Recentemente, o fabrico de sutura absorvível à base de diacetil quitina retida 63% da sua resistência original durante 14 dias e a absorção completa do material foi observada em 42 dias com maior resistência à ruptura da ferida semelhante ao Vicryl Plus RV e regeneração rápida dos tecidos no local de incisão em ratos. [13]

Este novo material de sutura multifilamentar pode ajudar a sua potencial utilização para a cura de feridas a curto e médio prazo para tecido epitelial e conjuntivo. [14]

Embora, um longo curso de antibióticos pode tratar as infecções bacterianas, é frequentemente ineficaz e causa efeitos secundários com complicações sistémicas, incluindo a resistência bacteriana à terapia antibiótica. Para superar a resistência aos antibióticos por um largo espectro de micróbios e complicações relacionadas com infecções pós-operatórias no local cirúrgico, os estudos centraram-se na identificação e alteração de composições orgânicas e inorgânicas de suturas para combater ou prevenir infecções.

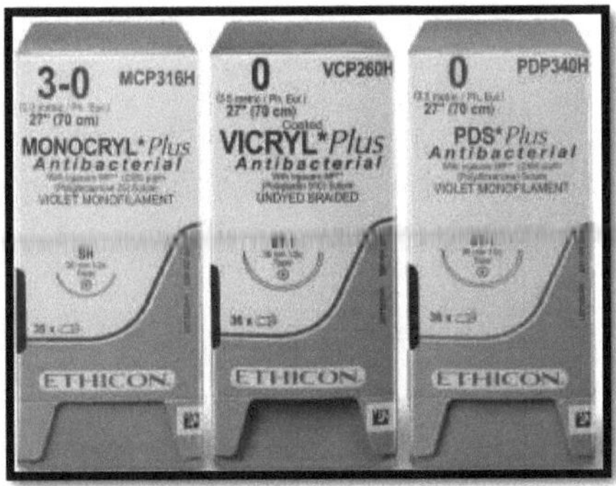

Figura .80 Sutura antibacteriana

SUTURAS REVESTIDAS COM AGENTE ANTIMICROBIANO

Os materiais de sutura absorvíveis revestidos com Triclosan com propriedades antimicrobianas foram lançados comercialmente para superar ou prevenir infecções pós-operatórias. [15] Triclosan é um agente antimicrobiano que é comercialmente utilizado em vários produtos tais como sabões, desodorizantes, géis de banho e pastas de dentes devido à sua eficácia antimicrobiana com baixa toxicidade para os seres humanos. [16]

O efeito antimicrobiano da sutura de poliglactina 910 revestida com triclosan (Vicryl Plus, Ethicon) foi consistente numa vasta gama de diâmetros de sutura e condições de tratamento, mesmo após vários passa através da fáscia e tecido subcutâneo em modelo suíno. [17]

Estudos in vivo sobre as suturas revestidas com triclosan exibiam uma inibição significativa das colónias bacterianas na sua superfície perto do local infectado sem comprometer a propriedade mecânica da sutura. [18,19]

Da mesma forma, a sutura poliglecaprone 25 com triclosan (Monocryl Plus, Ethicon) exibiu bem eficácia antibacteriana pós-implantação em modelos animais. [20]

Similarmente, revestido com triclosan As suturas reduziram as complicações relacionadas com as suturas após a cirurgia aos seios. [21]

Uma comparação relatório de Brendan et al.166 sobre a aderência bacteriana a suturas absorvíveis e não absorvíveis que inclui Vicryl, Silk, Monocryl, Vicryl Plus, e Prolene revelou que a sutura de ácido poliglicólico (Vicryl) tinha maior aderência bacteriana do que outras suturas. [22] suturas revestidas com Triclosan reduziu eficazmente o crescimento bacteriano sem ter qualquer efeito na aderência bacteriana em comparação com as suturas padrão. [23]

Foram realizados vários estudos para demonstrar a eficácia de uma versão mais recente de sutura antimicrobiana revestida com poli [(aminoethyl methacrylate)-co (metacrilato de butilo)]. (PAMBM) inspirado em peptídeos antimicrobianos. [24]

Revestidos de PAMBM A sutura demonstrou significativa actividade bactericida e competência para matar S. aureus rapidamente, enquanto que o triclosan amplamente utilizado era bacterio-estático. Assim, concluiu-se que o PAMBM era um composto antibacteriano mais eficaz para suturas do que o triclosan. Além disso, as suturas antimicrobianas revestidas com clorexidina demonstraram uma eficácia antimicrobiana considerável durante 96 horas contra

S. aureus utilizando ácido palmítico e láurico como portadores. [25]

Octenidina sutura revestida com palmitato de Octenidina mostrou libertação de drogas semelhantes às 96 horas, mas o período de tempo da cinética de libertação de drogas foi mais longo com libertação mais lenta devido à menor solubilidade do ácido palmítico em octenidina. [24]

Outro estudo, sugeriu o uso de suturas carregadas de ácido cafeico éster etílico para prevenir infecções. O efeito antimicrobiano deveu-se a danos da membrana externa e à síntese de espécies reactivas de oxigénio em bactérias. [26]

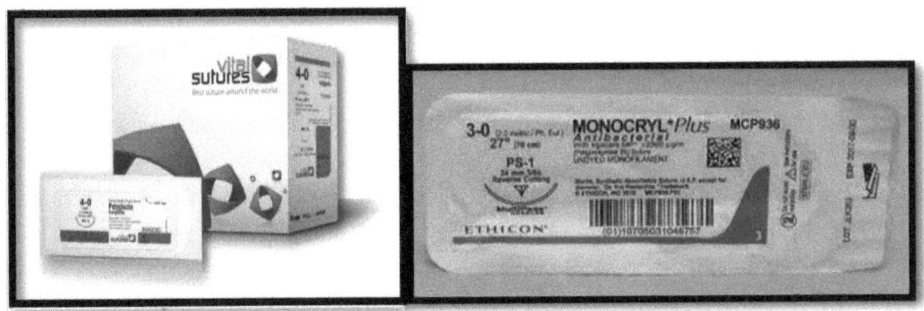

Sutura de poliglactina revestida com Triclosan 910 materiais de sutura absorvíveis revestidos com Triclosan

SUTURAS TRATADAS COM NANOPARTÍCULAS DE PRATA

As nanopartículas de prata (AgNPs) são consideradas como os melhores candidatos ao revestimento de dispositivos médicos poliméricos para melhorar o seu perfil antimicrobiano. [27]

O mecanismo de acção para as nanopartículas de prata O efeito antibacteriano envolve a geração de espécies reactivas de oxigénio, que afecta directamente o ADN e a membrana celular dos microrganismos. [28]

Além disso, a resistência bacteriana aos AgNPs è muito raros e nanocluster de iões de prata com diâmetros entre 1 nm e 100 nm oferecem uma grande relação superfície área/volume que permite a utilização de quantidades menores com menos riscos de toxicidade. [29]

Actualmente, as nanopartículas de prata são utilizadas em dispositivos médicos como cateteres urinários. e curativos para queimaduras. Recentemente, os AgNPs trataram suturas cirúrgicas para prevenir a adesão bacteriana na sua superfície, tendo ganho interesse em melhorar o fecho de feridas sem infecção no local da incisão. Um estudo relatou que a concentração de tampão influenciou a repulsão entre partículas dos AgNPs, afectando assim a actividade antimicrobiana. Além disso, também revelou um aumento da actividade antimicrobiana de S. Aureus de 13% para 76% na redução das concentrações de limitação de 5 mM para 0,1 mM respectivamente. [30]

Num outro relatório, o revestimento bactericida à base de AgNPs sobre sutura de poli (ácido láctico-coglicólico; PLGA) foi gerado pela técnica de ablação a laser. [31]

Recentemente, foi desenvolvido um revestimento antimicrobiano activo a longo prazo para suturas cirúrgicas com nanopartículas de prata e polilisina hiper ramificada. [32]

A base de poli (ácido glicólico) A sutura foi revestida pelo método de imersão e a superfície revestida exerceu uma elevada eficácia contra S. aureus excedendo mais de 99,5% de redução da adesão bacteriana, sem citotoxicidade às células fibroblásticas do que a sutura não revestida. Com produtos familiares à base de nano-prata como cremes e pensos para tratamento de queimaduras e outras doenças infecciosas, o desenvolvimento de suturas antimicrobianas através de revestimento ou carregamento em fibras pode promover a sua aplicação para encerramento da ferida. [33,34]

Avanço da fabricação de suturas com nanofibras antimicrobianas em filamentos de sutura ao mesmo tempo que mantém a sua resistência mecânica e propriedades podem diminuir a necessidade de revestimento antimicrobiano em suturas. Uma nova abordagem através da combinação de agentes antimicrobianos e/ou superfície nanoestruturada com geometrias de material distintas para superar a aderência bacteriana e a formação de biofilme pode ser eficaz para reduzir a taxa de infecção no fecho de feridas.

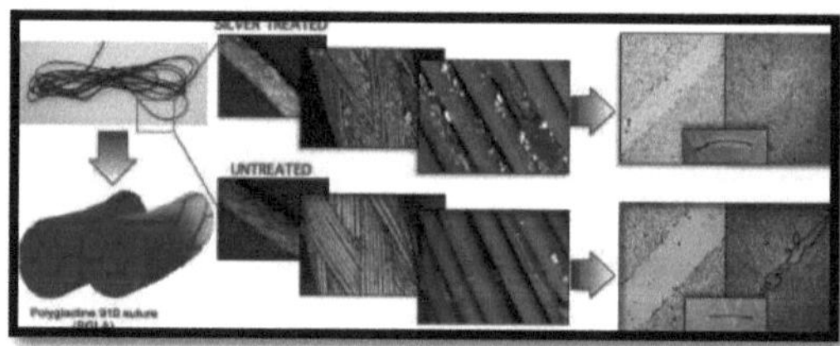

Figura 81. Suturas tratadas com nanopartículas de prata

SMART SUTURES

Moldar memória e suturas elásticas. O desenvolvimento de suturas inteligentes a partir de polímeros de memória de forma pode substituir as suturas convencionais através de nós de auto-aperto para o fecho de feridas profundas, reduzindo a complexidade para os cirurgiões, especialmente durante cirurgias de buracos-chave. Os polímeros de memória de forma (SMPs) são capazes de reverter do estado deformado (forma temporária) para o estado original (permanente) por estimulação externa de energia, como calor, luz, solução, magnética, ou campo eléctrico. [35]

As suturas inteligentes são filamentos pré-esticados de material (forma temporária) acima da temperatura crítica e definir a forma temporária através do arrefecimento abaixo da sua temperatura crítica. A sutura é ligada frouxamente em feridas com tensão controlada, em estímulos acima do ponto crítico da temperatura a sutura recupera o seu estado original e forma com tensão definida através dos tecidos circundantes. Isto facilita a sutura a mudar de forma com o aumento da temperatura, quer sob condições corporais, quer utilizando uma fonte externa. As suturas inteligentes exercem grande flexibilidade e maleabilidade com propriedade mecânica significativa para formar um nó de auto-aperto para o fecho eficaz da ferida. As suturas farpadas no todo ou em secções como os farpas ou o corpo da sutura podem ser produzidas a partir de polímeros de memória de forma para a aderência pretendida do tecido e resultado clínico favorável. Isto alarga a sua aplicação em cirurgia cardiovascular, ortopédica, obstétrica, etc., reduzindo a complexidade do nó em espaço confinado, particularmente em cirurgia minimamente invasiva. [34]

As suturas de poliuretano derivadas de polímeros de forma-memória com maior elasticidade e resistência à tracção, e com nós de auto-aperto, irão expandir as suas aplicações em uso clínico.

SUTURAS ELECTRÓNICAS

Suturas electrónicas com a capacidade de monitorizar, sentir e accionar respostas biológicas típicas no corpo seriam muito úteis para melhorar a monitorização localizada da saúde dos tecidos. Kim et al. relataram o desenvolvimento de uma sutura electrónica inteligente (~1 mm de largura e ~ 3 mm de espessura) com sensores de silicone ultra-rápidos e flexíveis integrados em polímeros ou tiras de seda para monitorização de feridas. [36]

O material de sutura foi modelado em forma de serpentina e o desenho inclui dois sensores de temperatura de silicone e nanomembrana de platina juntamente com um microaquecedor feito de ouro.A sutura electrónica pode medir com precisão a temperatura elevada que pode ser utilizada para identificar o estado de infecção e também ajuda na manutenção da temperatura ideal para apoiar o processo de cicatrização com microaquecedores de temperatura para apoiar o processo de cicatrização com microaquecedores no local da ferida. A sutura electrónica fabricada era altamente flexível e maleável facilitando o enfiamento sem esforço em agulhas cirúrgicas com considerável força de tracção e atado sem degradação do dispositivo no rato.Com a cirurgia minimamente invasiva e o avanço da tecnologia de sutura a ganhar força, suturas electrónicas com sensores adicionais para monitorizar o pH, exsudados de feridas, bactérias, oxigénio e enzimas juntamente com o sistema de monitorização da temperatura podem facilitar a monitorização precisa e melhorar a cicatrização de feridas agudas e crónicas. [37]

Embora vários marcadores potenciais foram identificados para a cicatrização de feridas, apenas alguns marcadores de feridas como pH, oxigénio, ácido úrico, hemoglobina, infecção (incluindo temperatura e odor), e actividade protease são actualmente utilizados para a aplicação de sensores para monitorizar e gerir o local da ferida. [36] Além disso, a integração de sensores de força com ferramenta de controlo de feedback em suturas pode ajudar a determinar o limiar de tensão durante a força de tracção aplicada pelo cirurgião para fechar o local da incisão em diferentes tecidos. [38]

Isto permitiria o controlo e modulação de tensões altas ou baixas em suturas em locais de encerramento de feridas, reduzindo assim o efeito de tensão desproporcionada mediada por efeitos negativos na cicatrização de feridas. [37] Suturas barbadas inteligentes com elementos sensores podem alargar a sua aplicação para monitorizar e curar infecções de feridas e podem ser úteis em procedimentos minimamente invasivos.

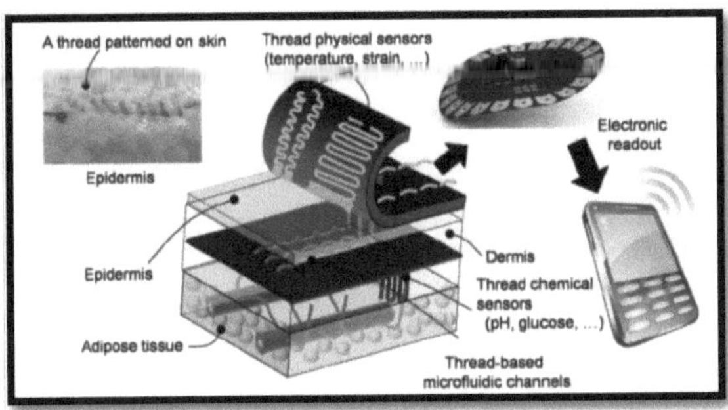

Figura. 82 Suturas electrónicas

BIBLIOGRAFIA

1. **Kurtzman GM, Silverstein LH, Shartz PC, Kurtzman D.** Suturando para o sucesso cirúrgico.

Dentistry Today; J Adv Med Dent Scie Res 2014;2(3):201-204.

2. **Kim, J.-S., Shin, S.-I., Herr, Y., Park, J.-B., Kwon, Y.-H. e Chung, J.-H.** Reacções dos

tecidos aos materiais de sutura na mucosa oral dos cães beagle. *Journal of Periodontal & Implant*

Science(2011);41(4):185.

3. **Galli M.** Suture tecniche dei nodi. Ed. Tecnodenta. Gennaio 2004.

4. **Minozzi, F & Bollero, P & Unfer, Vittorio & Dolci, A & Galli, Massimo.** As suturas na

medicina dentária. *Revisão europeia para as ciências médicas e farmacológicas. 2009; 13: 217-*

226

5. **Singhal, R.** (2017). *Fundamentos de Periodontologia.* 1ª ed. Wolters Kluwer Índia.

6. **Pillai, C.K.S. e Sharma, C.P.** Suturas Cirúrgicas Poliméricas Absorvíveis: Química,

Produção, Propriedades, Biodegradabilidade, e Desempenho. *Journal of biomaterials*

Applications, 2010;25(4):.291-366.

7. **Dunn LD.** Ethicon Wound Closure manual.

8. **Academia Americana de Periodontologia (2001).** *Glossário de termos periodontais.*

Chicago, Illinois: Academia Americana de Periodontologia.

9. **Silverstein LH.** Princípios essenciais de sutura dentária para o cirurgião de implantes.

Actualização do Implantol Dent. 2005;16:1-7

10. **Cohen, E.S.** (2009). *Atlas da cirurgia periodontal estética e reconstrutiva.* Shelton, Conn.:

People's Medical Publishing House.

11. **Vasanthan, A., Satheesh, K., Hoopes, W., Lucaci, P., Williams, K. E Rapley, J.**

Comparing Suture Strengths for Clinical Applications: Um Estudo In Vitro Novel. Journal of

Periodontology,2009; 80(4):618-624.

12. A sociedade escocesa da história da medicina, a vigésima terceira assembleia geral anual e a sessenta e oitoᵃ reunião ordinária, 1971.

13. **Snyder, c.c.** Sobre a história da sutura. Cirurgia plástica e reconstrutiva, 1976;58(4):401-406

14. **Breasted J H.** *The Edwin Smith Surgical Papyrus : publicado em fac-símile e transliteração hieroglífica com tradução e comentário em dois volumes.* Chicago: Imprensa da Universidade de Chicago.

15. **Ricci, J.V.** *O desenvolvimento da cirurgia ginecológica e instruments : uma revisão abrangente da evolução da cirurgia e dos instrumentos cirúrgicos para o tratamento das doenças femininas desde a era Hipocrática até ao período anti-séptico.* São Francisco: Norman Pub.

16. **Scott M.** 32,000 anos de sutura. NATNews 1983;20:15-17

17. **Greive J.** Medicine em oito livros, traduzidos com notas críticas e explicativas. Londres: D Wilson e T Durham; 1756.

18. **Bollom T, Meister K.** Princípios cirúrgicos: materiais biodegradáveis em medicina desportiva. In: DeLee JC, Drez DJ, Miller MD. eds. DeLee & Drez's Orthopaedic Sports Medicine: Princípios e Prática. 2ª edn Philadelphia, PA: Saunders; 2003

19. **Kravetz RE.** Suturas de pêlo de cavalo. Am J Gastroenterol 2003; 98:691.

20. **Gruner OC.** Um tratado sobre o cânone da medicina de Avicena, incorporando uma tradução do primeiro livro. Londres; Luzac & Co.; 1930.

21. **Edwards G. Philip Syng Physick,** 1768-1837. Proc R Soc Med 1940; 33:145-148.

22. **Truax C.** A Mecânica da Cirurgia. Chicago, IL: Hammond Press; 1899

23. **Sims JM.** Suturas de Prata em Cirurgia: O Discurso de Aniversário perante a Academia de

Medicina de Nova Iorque. Nova Iorque, NY: Samuel S & William Wood; 1858

24. **Lister J.** Sobre um novo método de tratamento de fractura composta, abcesso, etc., com observações sobre as condições de supuração. Lancet 1867;1:326-329

25. **Claes LE**. Caracterização mecânica dos implantes biodegradáveis. Clin Mater 1992; 10:41-46.

26. **Registos da empresa Davis & Geck.** Arquivos e colecções especiais no centro de investigação Thomas J Dodd. Universidade de Connecticut; 2005.

27. **Muffly TM, Tizzano AP, Walters MP**. A história e a evolução das suturas em cirurgia pélvica. J R Soc Med 2011: 104: 107–112.

28. **Silverstein l., Kurtzman G, Shatz P**. Suturando para uma gestão óptima dos tecidos moles. Journal of oral implantology.2009;25(2): 82 - 90.

29. **Malik, N.** (2016). Manual de Cirurgia Oral e Maxilo-facial. Jaypee Brothers Medical Publishers (P) Ltd

30. **Carranza, F.A., Newman, M.G., Takei, H.H. e Klokkevold, P.R.** (2006). *Periodontologia clínica de Carranza*. St. Louis, Mo..: Saunders Elsevier.

31. **Newman, M.G., Takei, H.H., Klokkevold, P.R., Carranza, F.A. e W.B. Saunders** (2015). A *periodontologia clínica de Carranza*. St. Louis: Elsevier Saunders, Cop.

32. **Kudur MH, Pai SB, Sripathi H, Prabhu S.** Suturas e técnicas de sutura em fecho de pele. Indiano *J Dermatol Venereol Leprol 2009;75(4):425-34*

33. **Chellamani KP, Veerasubramanian D,Vignesh RS**. Suturas cirúrgicas: Uma visão geral. *J. Acad. Indus. Res.2013;1(12):* 780-782

34. **Benicewicz, B. C. e Hopper, P. K.** Review : Polímeros para Suturas Cirúrgicas Absorvíveis -Parte I, *Journal of Bioactive and Compatible Polymers*, (1990);5(4),:453-472

35. **Miller Jm, Zoll Dr, Brown Eo.** Observações clínicas: Sobre a utilização de uma sutura de

colagénio extrudido. *Arch Surg. 1964;88(2):167-174.*

36. **Okada, T., Hayashi, T., & Ikada, Y.** Degradação da sutura de colagénio in vitro e in vivo.

(1992) *Biomateriais, 13*(7), 448-454

37. **Balaji, S.M.** (2018). *Manual de Cirurgia Oral e Maxilo-facial.*

38. **Swanson NA, Theodore A. Tromovitch,MD.** Materiais de sutura, década de 1980:

Propriedades, usos, e abusos: Revisão. International Journal of Dermatology. 1982; 21 373- 378.

39. **Semer, N.B. e Marthe Adler-Lavan** (2001). *Cirurgia plástica prática para não cirurgiões.*

Filadélfia: Hanley & Belfus, Cop.

40. **Silverstein, L.H., Kurtzman, G.M. e Shatz, P.C.** (2009). Sutura para a Gestão Optimal de

Tecidos Suaves. *Journal of Oral Implantology*, 35(2), 82-90.

41. **Silverstein LH**. Princípios de Sutura Dentária: O Guia Completo de Sutura Cirúrgica.

Mahwah, NJ: Montage Media; 1999.

42. **Mejias JE, Griffin TJ.** As suturas sintéticas absorvíveis. Compend Cont Cont Educ Dent.

1983;4:567–572.

43. **Griffin, T.J., Hur, Y. e Bu, J.** Técnicas Básicas de Sutura para Mucosa Oral. Avanços

Clínicos em Periodontia, (2011) 1(3), 221-232

44. **Cetinkaya BO, Sumer M, Tutkun F, Sandikci EO, Misir F.** Influência de diferentes

técnicas de sutura na saúde periodontal dos segundos molares adjacentes após extracção dos

terceiros molares mandibulares impactados. Oral Surg Oral Med Oral Pathol Oral Radiol Endod

Oral. 2009;108:156–61.

45. **Ronco, V. e Dard, M.** Uma nova abordagem de sutura para o deslocamento de tecidos

dentro da cirurgia plástica periodontal minimamente invasiva. *Relatórios de casos clínicos,*

(2016) 4(8), 831-837.

46. **Taylor, F.W.** SURGICAL KNOTS. (1938) Annals of Surgery, 107(3), 458-468.

47. **Borges AF**. Técnicas de sutura de ferida. Incisões Eletivas e Revisão de Cicatrizes. *British Journal of Plastic Surgery*, (1974)27(3), p.300.

48. **Popkin GL, Robins P.** Fechamento de feridas cutâneas. Manual de Oficina de Cirurgia Dermatológica Básica. Kenilworth: NJ. Schering, Inc. 1983:18-36.

49. **Niklaus Peter Lang e Lindhe, J.** (2015). *Periodontologia clínica e implantologia dentária. Vol. 2, [Conceitos Clínicos].* Chichester, West Sussex: John Wiley And Sons, Inc., John Wiley And Sons, Inc., John Wiley And Sons, Inc.

50. **Lilly GE, Salem JE, Armstrong JH, Cutcher JL.** Reacção dos tecidos orais aos materiais de sutura III. Oral Surg 1969;28:432-8.

51. **Miller CH**. Flora microbiana oral. In: Schuster GS, ed. Microbiologia oral e doenças infecciosas. Philadelphia: B. C. Decker, 1990:447.

52. **Grigg, T., Liewehr, F., Patton, W., Buxton, T., Mcpherson, J**. Effect of the Wicking Behavior of Multifilament Sutures. (2004) *Journal of Endodontics*, 30(9), 649-652.

53. **Vastardis, S. e Yukna, R.A.** Gengival/Soft Tissue Abscess Following Subepithelial Connective Tissue Graft for Root Coverage: Relatório de Três Casos. (2003) *Journal of Periodontology*, 74(11), pp.1676-1681.

54. **Van Winkle, W., Jr., & Hastings, J. C.** Considerações na escolha do material de sutura para vários tecidos. (1972) Surgery, gynecology & obstetrics, 135(1), 113-126.

55. **Rose, L.F.** (2004). *Periodontics : medicina, cirurgia, e implantes.* St. Louis, Mo..: Mosby.

56. **Bhaskar SN, Frisch J, Margetis PM, Leonard F**. Aplicação de um novo adesivo químico em cirurgia periodontica e oral. Oral Surg Oral Med Oral Pathol. 1966;22:526-35

57. **Bhaskar SN, Frisch J, Cutright DE, Margetis PM.** Efeito do cianoacrilato de butilo na cicatrização de feridas de extracção. Oral Surg Oral Med Oral Pathol. 1967;24(3):604-16.

58. **Bhaskar SN, Beasley III JD, Cutright DE, Perez B.** Enxertos de mucosa livres em miniatura de porco e homem. J Periodontol. 1971;42:322-30.

59. **Lacaz Netto R, Macedo NL.** Estudo clínico da reparação do enxerto gengival livre fixado por um adesivo à base decianoacrilato. Rev Assoc Paul Cir Dent. 1986;40(2):164-70.

60. **Santos GM, Lacaz Netto R, Santos LM, Okamoto T, Rocha RF.** Uso do Super-Bonder no reparo das feridas cirúrgicas. RGO - RevGaúch Odontol. 1990;38(6):435-9

61. **Duroulche RO.** Tratamento de infecções associadas a Implantes cirúrgicos. N Engl J Med 2004;350:1422-1429.

62. **Costerton JW, Stewart PS, Greenberg E.** Bacterial biofilms: Uma causa comum de infecções persistentes. Science 1999; 284:1318-1322.

63. **WG Cheadle.** Factores de risco de infecção do sítio cirúrgico. Surg Infect 2006 7:s7-s11.

64. **Barbolt TA.** Química e segurança do triclosan, e a sua utilização como revestimento antimicrobiano em VICRYL* Plus Sutura Antibacteriana (sutura poliglactina 910 revestida com triclosan). Surg Infect 2002;3:s45-s53.

65. **Katz S, Izhar M, Mirelman D.** Bacterial adherence to surgical sutures. Um possível factor de infecção induzida por sutura. Ann Surg 1981;194:35-41.

66. **Anitha A, Sowmya S, Kumar PS, Deepthi S, Chennazhi K, Ehrlich H, Tsurkan M, Jayakumar R.** Chitin e chitosan em aplicações biomédicas seleccionadas. Prog Polym Sci 2014;39:1644-1667.

67. **Shao K, Han B, Gao J, Jiang Z, Liu W, Liang Y.** Fabrico e estudo de viabilidade de uma sutura cirúrgica absorvível de diacetil quitina para a cura de feridas. J Biomed Mater Res B Appl Biomater 2016; 104:116-125.

68. **Ming X, Nichols M, Rothenburger S.** Eficácia antibacteriana in vivo de MONOCRYL mais sutura antibacteriana (Poliglecaprone 25 com triclosan). Surg Infect 2007; 8:209-214.

69. **Schweizer HP. Triclosan.** Um biocida amplamente utilizado e a sua ligação aos antibióticos. FEMS Microbiol Lett 2001; 202:1-7.

70. **Rothenburger S, Spangler D, Bhende S, Burkley D.** Avaliação antimicrobiana in vitro de VICRYL* Plus Sutura Antibacteriana (poliglactina 910 revestida com triclosan) utilizando ensaios de zona de inibição. Surg Infect 2002; 3:s79-s87.

71. **Storch ML, Rothenburger SJ, Jacinto G.** Estudo de eficácia experimental de VICRYL revestido mais sutura antibacteriana em cobaias desafiadas com Staphylococcus aureus. Surg Infect 2004; 5:281-288.

72. **Gomez-Alonso A, Garcia-Criado F, Parreno-Manchado F, Garcia-Sanchez J, Garcia-Sanchez E, Parreno-Manchado A, Zambrano-Cuadrado Y.** Estudo da eficácia da sutura anti-bacteriana VICRYL Plus RV revestida (sutura Polyglactin 910 revestida com Triclosan) em dois modelos animais de cirurgia geral. J Infect 2007; 54:82-88.

73. **Ming X, Nichols M, Rothenburger S.** Eficácia antibacteriana in vivo de MONOCRYL mais sutura antibacteriana (Poliglecaprone 25 com triclosan). Surg Infect 2007;8:209-214.

74. **Laas E, Poilroux C, Bezu C, Coutant C, Uzan S, Rouzier R,Chereau E.** Sutura com revestimento antibacteriano para reduzir a infecção do local cirúrgico em cirurgia mamária: Um estudo prospectivo. Int J Cancro da mama 2012 (2012)

75. **Masini BD, Stinner DJ, Waterman SM, Wenke JC.** Aderência bacteriana aos materiais de sutura. J Surg Educ 2011;68:101-104.

76. **Fowler JR, Perkins TA, Buttaro BA, Truant AL.** As bactérias aderem menos ao

monofilamento farpado do que as suturas trançadas num modelo de ferida contaminada. Clin Orthop Relat Res 2013;471:665-671.

77. **Melo MN, Ferre R, Castanho MA.** Antimicrobianos peptídeos: Partição de ligação, actividade e concentrações elevadas de membranas. Nat Rev Microbiol 2009;7:245-250.

78. **Obermeier A, Schneider J, Wehner S, Matl FD, Schieker M, von Eisenhart-Rothe R, Stemberger A, Burgkart R.** Novel revestimentos de alta eficiência para suturas cirúrgicas antimicrobianas usando clorexidina em sistemas portadores de ácido gordo de libertação lenta. PLoS One 2014;9:e101426

79. **Lee HS, Lee SY, Park SH, Lee JH, Ahn SK, Choi YM, Choi DJ,Chang JH.** Suturas médicas antimicrobianas com ácido cafeico éster etílico e a sua avaliação biológica in vitro/in vivo. MedChemComm 2013;4:777-782.

80. **Furno F, Morley KS, Wong B, Sharp BL, Arnold PL, Howdle SM, Bayston R, Brown PD, Winship PD, Reid HJ.** Nanopartículas de prata e dispositivos médicos poliméricos: Uma nova abordagem à prevenção de infecções? J Antimicrob Chemother 2004;54:1019-1024

81. **Chaloupka K, Malam Y, Seifalian AM.** Nanosilver como uma nova geração de nanoproduto em aplicações biomédicas. Tendências Biotecnol 2010;28:580-588.

82. **Prata S.** Resistência à prata bacteriana: Biologia molecular e usos e usos errados dos compostos de prata. FEMS Microbiol Rev 2003;27:341-35

83. **Dubas ST, Wacharanad S, Potiyaraj P.** Tunning da actividade antimicrobiana das suturas cirúrgicas revestidas com nanopartículas de prata. Colóides Surf A Physicochem Eng Aspects 2011;380:25-28.

84. **Babkina O, Svetlichnyi V, Lapin I, Novikov V, Nemoikina A.** Revestimento bactericida à base de nanopartículas de prata para fios de sutura de poli (glicolide-co-lac-tide) obtidos através do método de ablação a laser de alvos a granel em soluções alcoólicas. Físico russo J 2013; 56:405-410.

85. **Ho CH, Odermatt EK, Berndt I, Tiller JC.** Revestimentos antimicrobianos activos a longo prazo para suturas cirúrgicas à base de nanopartículas de prata e polilisina hiperbranqueada. J Biomater Sci Polym Ed 2013; 24:1589-1600.

86. **White R, Cooper R.** Silver sulphadiazine: Uma revisão das provas. Wounds UK 2005; 1:51-61.

87. **Leaper D**. Uso apropriado de pensos de prata em feridas: Documento de consenso internacional. Int Wound J 2012; 9:461-464.

88. **Lendlein A, Kelch S.** Shape-memory polymers. Angew Chem Int Ed 2002;41:2034-205

89. **Kim DH, Wang S, Keum H, Ghaffari R, Kim YS, Tao H, Panilaitis B, Li M, Kang Z, Omenetto F.** Sensores e actuadores finos e flexíveis como 'suturas cirúrgicas instrumentadas para monitorização e terapia de feridas específicas. Pequeno 2012;8:3263-3268

90. **Dargaville TR, Farrugia BL, Broadbent JA, Pace S, Upton Z,Voelcker NH.** Sensores e imagens para a cura de feridas: A review.Biosens Bioelectron 2013; 41:30-42.

91. **Horeman T, Meijer EJ, Harlaar JJ, Lange JF, van den Dobbelsteen JJ, Dankelman J.** Force sensing in surgical sutures.PLoS One 2013;8:e84466.

ÍNDICE

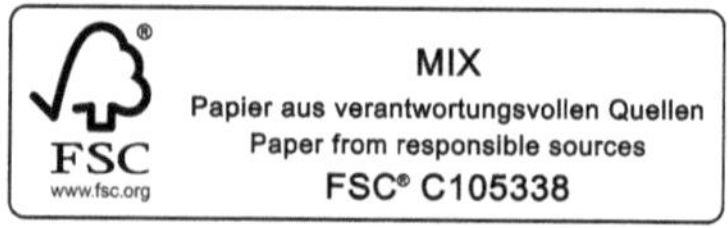

Printed by Books on Demand GmbH, Norderstedt / Germany